SERGE MONAST

VACCINS, MÉDECINE MILITAIRE EXPÉRIMENTALE ET CRISTAUX LIQUIDES

ETHOS

Titre original : *[CIA] Vaccins, médecine militaire expérimentale et cristaux liquides ; Dossier d'enquête journalistique*. Numéro spécial, Vol. 2 (avril-août 1994), Agence internationale de Presse libre.

Couverture : Artmutor

Éditions Ethos ®
www.editionsethos.com
contact@editionsethos.com

ISBN : 978-84-19006-07-3

Dépôt légal : octobre 2021

SERGE MONAST

VACCINS, MÉDECINE MILITAIRE EXPÉRIMENTALE ET CRISTAUX LIQUIDES

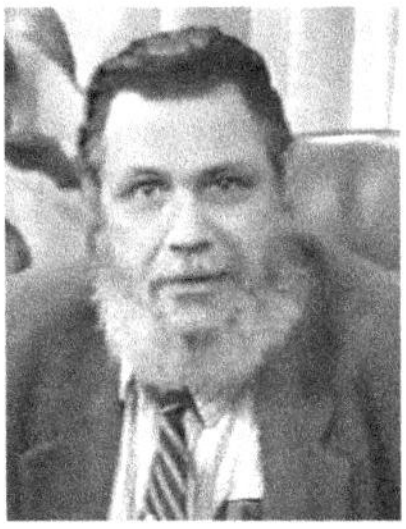

Serge Monast (1945-1996) est un journaliste d'enquête et poète. Il est le disciple de René Bergeron (conférencier de l'École sociale populaire du Québec) et de William Guy Carr (commandant de la Marine royale canadienne). Au début des années 1990, il se consacre à la rédaction d'ouvrages sur les thèmes du Nouvel Ordre Mondial et des sociétés secrètes. Il fonde l'Agence internationale de la Presse libre (AIPL) où il publie la plupart de ses enquêtes. Durant cette période, il se fait remarquer au Québec lors d'une entrevue avec l'ufologue Richard Glenn dans le cadre de son émission *Ésotérisme expérimental*. En 1995, il fait paraître un document intitulé *Les Protocoles de Toronto* (un livre façonné selon le modèle des *Protocoles des Sages de Sion*) où il dévoile l'activité occulte d'un groupe maçonnique nommé les « 666 », réunissant tous les vingt ans les puissants de ce monde en vue de la mise en place d'un « Nouvel Ordre Mondial » et du contrôle mental des individus. Monast trouvait ses sources grâce à des politiciens ou agents des services secrets, souvent repentis. Il recevait également des documents classifiés ultra-confidentiels (parfois anonymement) de la part de confrères acquis à sa cause, situés aux quatre coins du monde. Monast était membre de l'Association canadienne des journalistes et du Comité canadien pour la défense et les droits des journalistes, correspondant de presse pour les États-Unis au Canada pour le compte du *Contact Newspaper* (Las Vegas, Nevada), correspondant de presse pour le compte du *Strategic Monthly Newspaper* et directeur de l'AIPL. Il était également proche du Parti Crédit social du Canada. Affirmant formellement être traqué par les hautes instances policières pour avoir « trempé dans des réseaux d'informations interdits », Serge Monast trouvera la mort dans des conditions très troublantes, le 5 décembre 1996, officiellement victime d'un arrêt cardiaque.

TABLE DES MATIÈRES

INTRODUCTION

L'AUTOROUTE ÉLECTRONIQUE DE LA MORT

Même si l'enquête en cours n'est pas complètement terminée, il m'apparaît des plus urgents de publier un « rapport » assez complet concernant les « Manipulations médicales pour parvenir au Contrôle politique direct de tous les individus ».

Avez-vous cru que la présente guerre déclenchée sur les populations par les Nations Unies, en vue d'instaurer un « Nouvel Ordre Mondial » pourtant si souvent cité par le Président des États-Unis du début des années 90, Georges Bush, serait une guerre conventionnelle, avec des armées différentes comme cela était le cas dans le passé ? Si en premier lieu vous ne croyez pas qu'une guerre mondiale est en cours, c'est que vous vous obstinez, non seulement à nier les évidences de la chute de l'économie et du regroupement mondial d'organismes internationaux, mais encore, vous n'avez pas remarqué que cette guerre se fait actuellement sous trois formes distinctes, entre autres, soit :

– Guerre économique ;

– Guerre électronique ;

– Guerre médicale.

En deuxième lieu c'est que vous êtes victimes, bien malgré vous, du « Programme de contrôle de la volonté » par le biais des ondes visuelles (Télévision et Cinéma), mais encore, des ondes électromagnétiques (micro-ondes et électricité concentrée) de manière à provoquer chez vous, une confusion de l'esprit et un état léthargique permanent qui vous empêchent de penser, et de réfléchir !!! Car il faut bien l'admettre, le « contrôle direct des individus » pour des fins politiques, à cette époque, passe avant tout par la nécessité d'endormir l'esprit, le cerveau des populations afin de les paralyser dans leur possibilité de réfléchir, de penser, et de réagir.

Par exemple, chaque fois que vous vous retrouvez devant une évidence, en face de preuves indubitables, devant des faits clairs et précis que vous savez intérieurement vrais, mais que vous les rejetiez, soit par peur, soit par indifférence, mais sans y réfléchir en tout premier lieu, c'est que vous êtes victimes de ce « contrôle de la pensée » qui veut que vous n'acceptiez comme vrai et réel que ce qui est « officiel », ce qui provient de personnalités reconnues provenant de la Télévision, du Monde politique et du Monde scientifique. Pourtant, vous êtes-vous déjà demandé pour qui et pour quels intérêts travaillent tous ces gens que vous avez appris à considérer comme étant des « dieux » ?

Un exemple plus que frappant à ce sujet est celui de l'Autoroute électronique ! Aucun journaliste n'a fait d'enquête sérieuse à ce propos ; on vous promet une série d'avantages tout aussi invraisemblables que séduisants ; on est prêt à vous l'installer gratuitement chez vous ; les compagnies qui en sont à la source vont y investir au moins 8 milliards de dollars, et tout cela dans une période de récession où les gouvernements coupent les budgets de toutes les formes de programmes sociaux – services à la population. Depuis quand est-ce que les compagnies donnent gratuitement des biens et services ? Comment se fait-il que ces milliards ne soient pas mis dans des « programmes sociaux » utiles et indispensables à la population ? Comment se fait-il qu'aucun homme politique ne se soit élevé à ce sujet ? Et pourtant, de plus en plus de personnes se retrouvent fichées par l'aide sociale ; la classe moyenne est en train de disparaître ; les allocations familiales ont été transformées ; l'assurance chômage sera réorganisée ; des dizaines d'organismes populaires disparaissent pendant que des hommes syndicaux, supposés défendre les intérêts des travailleurs et de la société gardent un silence inquiétant !

Saviez-vous, par exemple, que l'Autoroute électronique – le Commerce électronique – a été mis sur pied aux États-Unis, défini aux États-Unis, et annoncé par le Président Clinton, à la Maison-Blanche, à Washington, le 26 octobre 1993 ?

Saviez-vous que ce « Commerce électronique » a été défini, dans un document, comme devant être, en tout premier lieu, un outil de « contrôle du Gouvernement » pour le Gouvernement, et personne d'autre, dans les intérêts premiers du Gouvernement afin de l'aider à avoir un contrôle absolu de toutes dépenses gouvernementales ? Cela signifie, un « fichage électronique de la population » à l'intérieur duquel toutes les entreprises et les individus seront comptabilisés, perçus comme étant des « unités économiques ». *Le Meilleur des Mondes*, quoi !

Saviez-vous que la date limite pour l'application de ce système, aux États-Unis, est le mois de janvier 1997 ?

Saviez-vous que le Gouvernement de l'avenir, le nouveau « *Big Brother* » aura ainsi mis sur pied, par le biais de l'électronique, un profil complet de tout individu, à partir de son extrait de naissance, ses dossiers scolaires, ses dossiers médicaux, ses dossiers au Ministère des impôts, de la Sécurité du revenu, du Ministère des Affaires sociales ; ses dossiers bancaires, ses dossiers de conduite automobile et d'assurance, ses dossiers au Ministère des Postes et de la Sécurité publique ?

Saviez-vous que le « Super dossier » constitué sur chaque individu sera ainsi rendu disponible, par voie électronique d'ordinateurs, à toute agence internationale dans n'importe quel pays faisant partie de ce « Super système » ?

Saviez-vous que le Québec sert, en ce moment, de terrain d'expérimentation à grande échelle pour l'implantation, dans la population, d'un tel système ?

Savez-vous pourquoi le Saguenay-Lac-St-Jean, plus précisément, Chicoutimi (Québec) a été choisi comme première Région d'implantation de ce système, et non la côte Nord, le Bas du Fleuve, l'Estrie et la Beauce, le Nord-ouest ou encore la région de Hull (Québec) ? C'est pourtant là le lieu de la plus grande concentration de « nationalistes » au Québec !

Saviez-vous que l'on compte installer 34 000 terminaux pour 1995 à Chicoutimi, et 1 441 000 terminaux pour l'an 2002 à Montréal et à Québec ?

Saviez-vous qu'à partir du moment où ce programme sera en place, le Gouvernement saura absolument tout sur vous au point que la « liberté individuelle » et la « vie privée » auront totalement disparu[1] ?

Saviez-vous, de plus, que l'implantation de ce système permet la disparition complète de tout argent liquide puisque celui-ci sera devenu, à toute fin pratique, complètement inutile dans les échanges commerciaux de demain ???

Si vous ne saviez pas ces choses, et beaucoup d'autres, c'est que vous n'êtes pas informés, et êtes victimes de manipulations politiques !!!

Le présent « dossier » est un dossier qui vous fera mieux comprendre combien vous n'êtes pas informés, surtout au sujet des « manipulations médicales ».

1 Le programme PRISM, également appelé US-984XN est un programme de surveillance électronique par la collecte de renseignements à partir d'Internet et d'autres fournisseurs de services électroniques. Celui-ci n'est d'ailleurs plus secret aujourd'hui après que Edward Snowden (ex-consultant de la N.S.A.) ait dénoncé ce programme par voie de presse le 6 juin 2013 (note de l'éditeur).

LA DÉMOCRATIE IMPLIQUE :

LA LIBERTÉ D'EXPRESSION ;

LA CRITIQUE ;

LA REMISE EN QUESTION.

LE JOUR OÙ CETTE LIBERTÉ EST EMPÊCHÉE PAR LA PEUR, LES PROFESSIONS POLITIQUES, ÉCONOMIQUES, OU AUTRES, CELA SIGNIFIE QUE L'ON ASSISTE À L'AGONIE DE CETTE DÉMOCRATIE AU PROFIT D'UNE FORME D'ESCLAVAGE, QU'ELLE QUE SOIT CETTE DERNIÈRE, ET QUELLES QUE SOIENT LES RAISONS LES RAISONS POUR LESQUELLES NOUS L'AVONS ACCEPTÉE.

Serge Monast, le 14 avril 1994.

LE CONTRÔLE DE LA PENSÉE:

CONFIDENTIAL

TECHNIQUES ET TACTIQUES DU NOUVEL ORDRE MONDIAL

par Glenn Krawczyk

LA ROUTE LONGUE ET TORTUEUSE

Des tests ont été conduits sur des citoyens non volontaires et peu informés, des détenus et des militaires, utilisant des drogues psychoactives, de l'hypnose, des privations sensorielles, des thérapies électroconvulsives, des traiements aux électrochocs (ECT), de la psychochirurgie, de la thérapie de sommeil profond, des agents biologiques (armes chimiques), des "substances de harassement", des commotions cérébrales, du stress, des stimulations électroniques du cerveau (ESB), des implants cérébraux électroniques, des fréquences d'énergie radio électromagnétiques, et plusieurs techniques. Elles furent appliquées sur des sujets dans toutes les combinaisons qui pouvaient se montrer prometteuses pour l'influence ou le contrôle des comportements humains. Aucune alternative ne fut négligée.

On ne peut trop le dire, les résultats des expérimentations sur le contrôle de la pensée, qui ont été conduites par bon nombre de nations soi-disant "civilisées", ont mené à une nouvelle espèce d'armes, et ces armes sont utilisées aujourd'hui. ce sont les armes du Nouvel Ordre Mondial et elles sont spécifiquement conçues pour priver les individus, et même des pays entiers, de leurs capacités de liberté de pensée.

CONFIDENTIAL

TECHNIQUES DE CONTRÔLE DE BASE

Le cerveau humain a souvent été comparé à un ordinateur. L'information est reçue, traitée, intégrée, puis un réaction est formulée et appliquée. Les contrôleurs de pensée manipulent l'information de la même manière qu'un programmeur manipule l'information.

Premièrement, on contôle la source, la qualité et la quantité d'information qui est reçue par le processeur, dans notre cas, le cerveau. Puis on contrôle la manière dont l'information est traitée, dans ce cas par la manipulation des états de la conscience humaine. L'induction d'états de haute suggestibilité est la forme la plus banale de manipulation. La télévision est un outil efficace dans ce genre de manipulation, car elle rejoint une grande quantité de gens simultanément. La CIA est en ce moment à installer son propre "canal de télé" qui aura la capacité de transmettre à partir de transmetteurs aériens avec suffisamment de puissance pour interrompre la programmation normale de n'importe quel pays, et qui sera sans doute utilisé dans la guerre psychologique. Puis on contrôle la réaction du sujet au "programme" et on renforce le message nécessaire pour obtenir le résultat désiré. Ceci prend la forme de feedback positif ou négatif. Dans tout autre langage, ceci serait connu sous le terme conditionnement.

Les armes de contrôle de la pensée de demain sont ici aujourd'hui. Il existe des engins destinés à introduire des pensées dans l'esprit humain, des engins destinés a manipuler directement l'état de conscience (la capacité de traitement du cerveau), et des engins conçus pour lire les motifs des ondes cérébrales, ou de pensée, à distance.

CONFIDENTIAL

LES SECRETS DE LA VIE

En janvier 1991, l'université d'Arizona était l'hôte d'une conférence intitulée "Atelier de l'OTAN sur les Phénomènes Cohérents et Émergents dans les Systèmes Biomoléculaires." La conférence révélait des développement fascinants, mais effrayants dans le monde des systèmes biomoléculaires, un sujet qui englobe un vaste champ de disciplines, incluant la biochimie moléculaire, la nanotechnologie, la psychoneuroimmunologie, l'ingéniérie bio-moléculaire, et un bon nombre d'autres disciplines reliées à l'étude de la conscience humaine. L'organisateur et hôte de la conférence, le Dr. Stuart hameroff, du Collège de Médecine de l'université, Dép. d'Anesthésiologie, déclara: "Les buts de cette conférence étaient de comprendre les mécanismes de base de la vie et de la conscience." Il prétendit que l'OTAN n'était que le commanditaire de l'événement et que leur participation se limitait à la présence de quelques représentants lors des conférence qui prenaient des notes.

Hameroff croit que le siège de la conscience pourrait se situer dans "des polymères cytosquelettaux ressemblant à des ordinateurs, à l'intérieur des cellules." Ou, plus clairement dit, la conscience d'un individu pourrait se trouver dans des structures microscopiques à l'intérieur de chaque cellule individuelle du cerveau. Ces structures communiquent apparemment à travers des "excitations cohérentes de l'ordre des nanosecondes", c'est-à-dire, une sorte de couplage d'énergie à des logueurs d'ondes ultra-coutres. Hameroff poursuit: "Une idée exprimée qui a rapport à la vie "après 2000" est que les protéines cytosquelletiques du cerveau pourraient être préparées dans un environnement artificiel qui pourrait être capable de contenir des fonctions cognitives."

"Un individu pourrait être capable de transférer sa conscience à un environnement artificiel quand son corps physique approcherait de l'expiration. Ceci soulève évidemment beaucoupe de questions d'ordre philosophique et sociologique."

Si nous pouvons même commencer à concevoir une technique pour enlever et ranger la conscience humaine dans un environnement artificiel (et possiblement la transférer dans un autre corps?) capable de garder des fonctions cognitives, alors personne ne devrait être surpris que le contrôle de la pensée soit possible.

LA TECHNOLOGIE DU CONTRÔLE

CONFIDENTIAL

Un document qui fut distribué à la conférence se démarquait par son attitude différente envers les développements dont on discutait. C'était en effet un avertissement glacial aux scientifiques présents à propos des abus potentiels de leurs découvertes. Le sujet du document: Le Contrôle de la Pensée.

Distribué par le chercheur indépendant Harlan E. Girard, le document était intitulé "Effets des Radiations Gigahertziennes sur le Cerveau Humain: Développements Récents dans la technologie du Contrôle Politique." Il explique comment l'énergie des micro-ondes peut être, et est utilisée pour influencer et contrôler le comportement humain.

Dans une lettre concernant la présentation de Girard, Stuart Hameroff déclare que ces "prétendues" techniques "utilisaient des vibrations de nanosecondes (ou plus rapides, gigahertziennes, micro-ondes, etc.) et donc étaient en rapport avec le thème de la conférence, c'est-à-dire la conscience reliée aux excitations cohérentes de nano-secondes deans le cytosquelette." Le document en soi, par contre, est beaucoupe moins intéressant que terrifiant du point de vue scientifique, si un rapport fidèle sur les capacité opérationnelles d'agences qui pourraient employer de telles technologies.

CONFIDEN

Girard débute la présentation en expliquant:

"Les États-Unis ont développé des équipements de communications qui peuvent rendre la vue aux aveugles, l'ouïe aux sourds et la force aux paralytiques. Ça peut débarrasser les malades en phase terminale de toute douleur, sans l'usage d'aucune drogue. Un homme peut garder l,usage de toutes ses capacités jusqu'au jour de sa mort

Ces équipements de communications se basent sur une nouvelle manière de concevoir le cerveau humain et le système neuromusculaire, et des radiations gigahertziennes pulsées à des fréquences ultra-basses.

Certains de ces équipements sont maintenant opérationnels dans les rangs de la CIA et le FBI. Ils ne seront jamais utilisés pour rendre la vue aux aveugles ou l'ouïe aux sourds parce que ce sont des pièces centrales de l'agenda politique domestique et étranger de James A. Baker et de George Herbert Walker Bush.

Domestiquement, les nouveaux appareils de communications sont utilisés pour torturer et assassiner des personnes qui correspondent aux profils imaginés pour nettoyer une population entière de terroristes, pour torturer et assassiner des citoyens qui appartiennent à des organisations qui promeuvent la paix et le développement en Amérique Centrale, pour torturer et assassiner des citoyens qui appartiennent à des organisations opposées au déploiement et à l'utilisation des armes nucléaires, et pour créer une race d'esclaves appelé Automatons, ou ce qu'on appelle populairement le Candidat Mandchou.

À l'étranger, les essais ont lieu sur des otages détenus par les États-Unis au Canada, en Grande-Bretagne, en Australie, en Allemagne, en Finlande et en France. De plus, il y a eu une longue série de suicides bizarres parmi des informaticiens Brittanniques, ceux-ci ayant tous un quelconque lien avec l'United States Navy.

Considérant la manière imprudente, désespérée et indiscriminée avec laquelle les nouvelles armes américaines ont été utilisées, les médecins s'occupant des morts et des mourants devraient prendre en compte les opinions et associations politiques connues de leurs patients avant de procéder à un diagnostic ou à conduire une autopsie."

CHAOS CONTRÔLÉ

Considérez les horribles incidents suivants à la lumière de ce que vous venez de lire:

Juillet 1984: James A. Huberty, un garde de sécurité sans dossier criminel tue 21 personnes dans un restaurant Mc Donald's à San Ysidro, californie. Il est abattu par la police.

Août 1984: Julian Knight, 19 ans, sans dossier criminel, tue 7 personne et en blesse 46 lors du "Massacre de Hoddle St." à Melbourne. Il possédait deux carabines et un fusil de calibre .12. Il fut arrêté par la police.

Décembre 1987: Frank Vitkovic, 22 ans, sans dossier criminel, tue 8 personnes au Bureau de Poste Général de la rue Queen, à Melbourne. Puis, il plonge de onze étages vers sa mort.

Mai 1988: Laurie Dann, dossier criminel inconnu, tue un enfant et en blesse 5 autres dans une cour d'école à Winnekta, Illinois. Puis elle se suicide.

Septembre 1989: Joseph Wesbecker, dossier criminel inconnu, tue 8 ex-collègues de travail et en blesse 12 dans le Standard Gravure Building à Louisville, Kentucky. Puis il se suicide en pointant le fusil sur lui-même.

Avril 1990: Rodney J. Dale, tôlier de dossier 27 ans, sans dossier criminel, tue une personne et en blesse 7, tirant un total de 40 balles sur la Gold Coast, Queensland. Il possédait deux carabines et fut blessé par la police.

Août 1991: Wade Frankum, 33 ans, sans emploi, sans dossier criminel, tue 7 personnes à Stratfield Plaza, Sydney, avec un fusil semi-automatique SKK. Puis il se suicide en se triant une balle dans le tête. Ses derniers mots furent: "Je suis désolé."

Septembre 1991: George Henard, 35 ans, sans dossier criminel, fonce avec sa camionnette dans la Caféteria Luby's à Kileen, Texas. Puis il tue 23 personnes et en blesse 20, dans une fusillade de 10 minutes avec un pistolet semi-automatique Glock 9mm. Puis il se suicide.

Novembre 1991: Santiago Lopez, 42 ans, Mexicain, sans dossier criminel, est arrêté à l'édifice des Nations-Unies à New York. Il avait en sa possession 100 balles. Son intention était de tuer.

Novembre 1991: Bradley A. Cooke, chef cuisinier, 32 ans, sans dossier criminel, tue une personne et en blesse une autre à Airlie Beach, Queensland. Armé d'un fusil d'assaut SKS, il se suicide ensuite par balle.

Novembre 1991: Gang Lu, étudiant sans dossier criminel, tue 5 personnes à Iowa City, Iowa. Armé d'un revolver .38, il se suicide ensuite par balle.

Novembre 1991: Thomas McIlvane, 31 ans. Employé des postes sans dossier criminel, il tue 7 personnes et en blesse sept autres à Royal Oak, USA. Il essaie de se suicider mais il est arrêté.

Il y a eu nombre d'incidents similaires dans les années récentes, incluant au moins deux massacres à plusieurs victimes en Nouvelle-Zélande, et un récent massacre en Afrique du Sud. L'incident était apparemment sans aucune relation aux tensions raciales qui empoisonnent ce pays.

Alors, ces individus sont-ils réellement des "fous isolés" comme les autorités et les média voudraient nous faire croire? Si non, auraient-ils pu être sous l'influence d'un quelconque contrôle de la pensée?

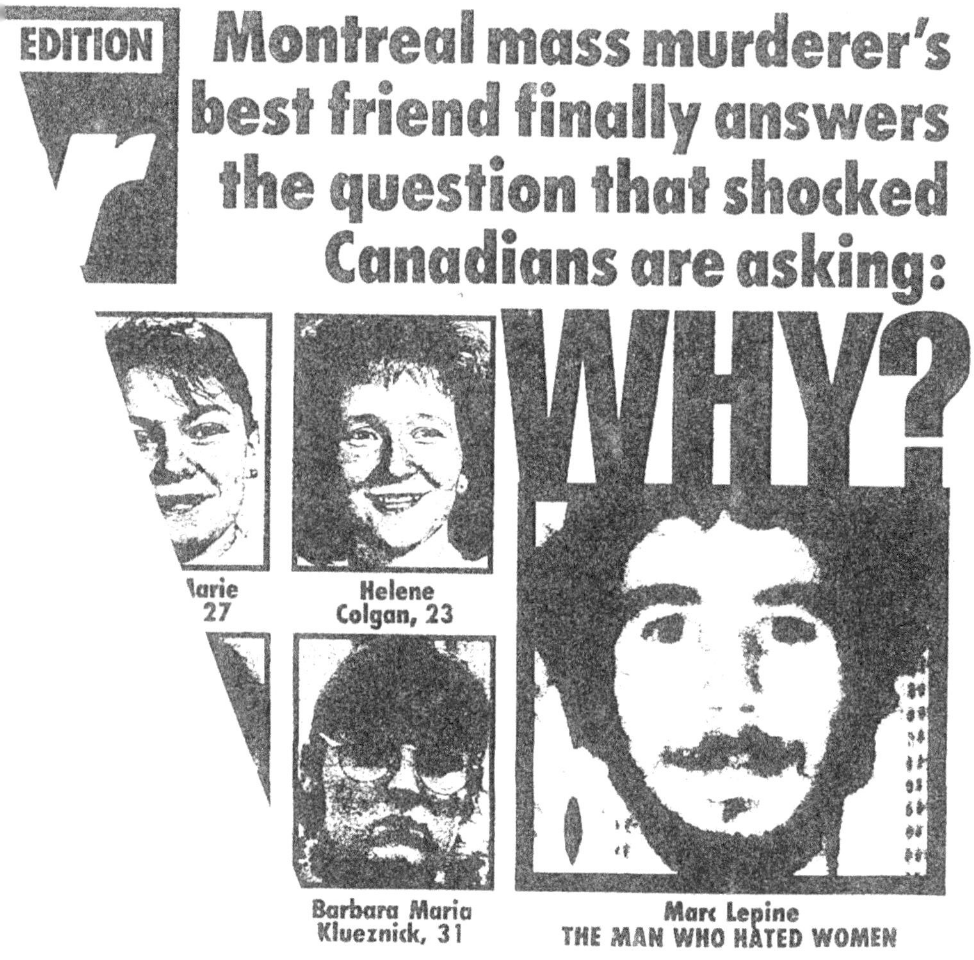

INSIDE THE SICK MIND OF

MASSACRE IN MONTREAL

Special report by Grace Lim

Marc Lepine believed that women's sole purpose was to serve men. He blamed them for his failure to join the Army. He cursed them for blocking his entry into engineering college.

Décembre 1989

"Do you know why I'm here?" Marc Lepine asked his doomed victims. "I'm here to fight the feminists."

His ideal was to be an electrical engineer or a computer engineer.

"I always tried to get him to find a girlfriend — to learn what girls were all about, but he had a lot of problems with that. He was probably afraid of getting rejected," says Belanger.

After leaving home, things didn't improve socially. Lepine never had dates. Neighbors describe him as a recluse with only a few male friends, a young man who'd walk around the neighborhood dressed in military fatigues.

Lepine frequented a nearby gun store to admire weapons. "He would buy camouflage clothes and look at the rifles and guns," an employee says.

Another employee adds: "He'd make derogatory statements about women. He didn't like feminists, women taking traditional men's jobs. He often spoke out against career women, and he blamed his not getting into the engineering school on women."

Lepine had been a good student and was learning computer programming until he suddenly dropped out of the course last spring. According to one neighbor, he'd been dumped by a girlfriend. But others doubt there'd ever been a woman in his life.

Neighbor Chantal Dumais was horrified to see a skull on a bookshelf in Lepine's dining room. "It was disgusting," she says.

Dumais also had the eerie feeling of being watched. "I was undressing in my bedroom and my curtains weren't drawn. I know someone in his apartment was watching me," she says. "I heard someone blow his nose and then start laughing like crazy."

Isabelle Lahaie, 22, a friend of Lepine's sister, says she last saw Marc in August, when they applied for gun permits. Lahaie needed her permit for a security guard job. "Marc told me he needed a gun for hunting," she says.□

irl-

STAR DECEMBER 26, 1989 7

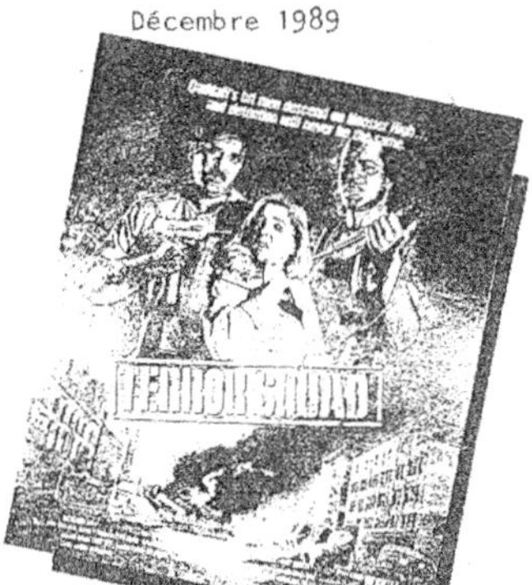

DEATH IMITATES DRAMA

This Chuck Connors movie might have inspired Lepine's rampage. "He looked like he knew what he

Le suspect s'est suicidé

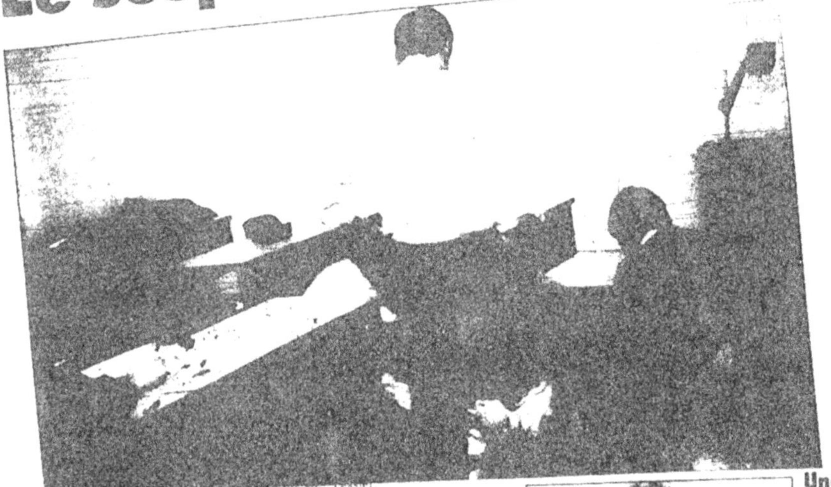

en électronique au cégep Saint-Laurent.

Il a suivi des cours du soir en chimie au cégep du Vieux-Montréal. C'était le seul cours qui lui manquait afin de pouvoir être admis à l'École polytechnique. Toutefois, rien n'indique qu'il a effectivement rempli un formulaire d'admission. Il a également suivi une session comme programmeur analyste à la compagnie Control Data.

Facteurs de déception

Parmi les facteurs de déception qui ont marqué la vie du forcené, M. Tessier a mentionné le

Le tireur fou aimait faire montre de ses connaissances et consacrait passablement de temps à la lecture.

Marc Lépine, né Gamil Gharbi, l'auteur du massacre de l'École polytechnique, ne portait plus la barbe au moment du crime.

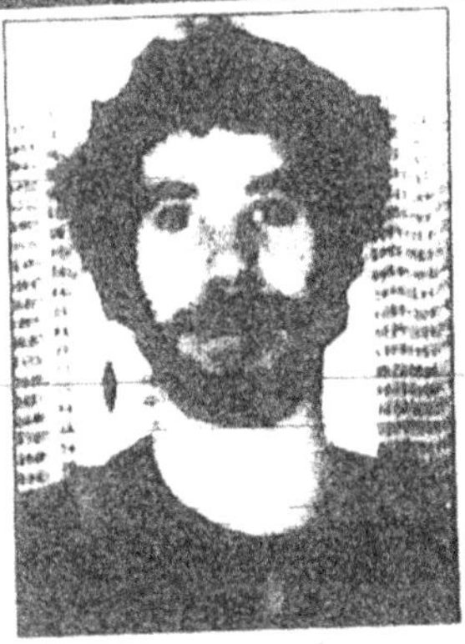

Une arme de type militaire

(PC) — Les projectiles de calibre .223 sont relativement petits, mais la vélocité donnée par la carabine Sturm Ruger de l'assassin les rend très meurtrières.

«Avec cette vélocité élevée, elles causent de petites blessures à l'entrée mais plus grandes à la sortie, provoquant au passage beaucoup de destruction des tissus. Nous avons retiré du foie d'une blessée plusieurs fragments d'une balle qui avait littéralement éclaté», a précisé hier en conférence de presse le Dr John Hinchey, de l'Hôpital général de Montréal.

«C'est une arme de type militaire, sans aucune utilité en temps de paix», a-t-il dit, ajoutant que notre société n'est pas rompue à ces massacres comme aux États-Unis, où est d'ailleurs manufacturée cette arme à feu.

À la question hypothétique de savoir si un certain délai d'intervention des ambulanciers a pu alourdir le bilan de la tuerie, mercredi, le Dr Hinchey n'était sûr que d'une chose. «Ça n'a pas aidé.»

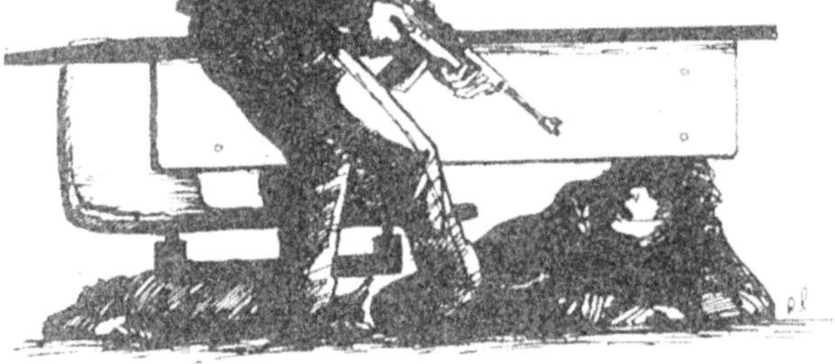

VENDREDI 8 DÉCEMBRE 1989 / LE JOURNAL DE MONTRÉAL 3

Le sergent d'armes René Jalbert raconte sa « médiation »

Le Devoir, jeudi 10 mai 1984 ■ 7

« Je ne sais pas pourquoi j'ai fait ça », répétait Lortie

MARIE-AGNÈS THELLIER

QUÉBEC — «Ce n'est pas moi c'est mon esprit. Je ne sais pas pourquoi j'ai fait ça», a déclaré plusieurs fois Denis Lortie, auteur mardi de la tuerie à l'Assemblée nationale, au sergent d'armes René Jalbert qui discutait avec lui dans son bureau, négociant sa reddition à la police. Les larmes aux yeux, Lortie lui aurait par deux fois dit regretter la folie qu'il venait de commettre.

«Moi, je veux sensibiliser tout le monde: le libéral, le provincial, tout le monde», a répondu Lortie quand le sergent d'armes l'interrogeait sur son objectif. «Les sensibiliser à quoi?» «C'est trop long, trop difficile à expliquer. Parlez moi d'autre chose», ajoutait le caporal, qui venait de tirer à vue dans l'Assemblée nationale, tuant trois personnes et en blessant 13.

«Il était très difficile d'avoir une conversation suivie avec lui», précise M. Jalbert pour qui Lortie était certainement détraqué, avec un problème mental et des phases d'excitation. Lorsque Lortie était excité, M. Jalbert lui demandait toujours la permission d'agir, afin de ne pas le provoquer.

Hier matin, en conférence de presse, le sergent d'armes de l'Assemblée nationale, M. René Jalbert, a révélé nombre de détails jusqu'ici inconnus.

■ Lorsque M. Jalbert s'est avancé pour parler à Denis Lortie, installé alors dans le fauteuil du président de l'Assemblée nationale, il ignorait que Lortie avait déjà tué quelqu'un.

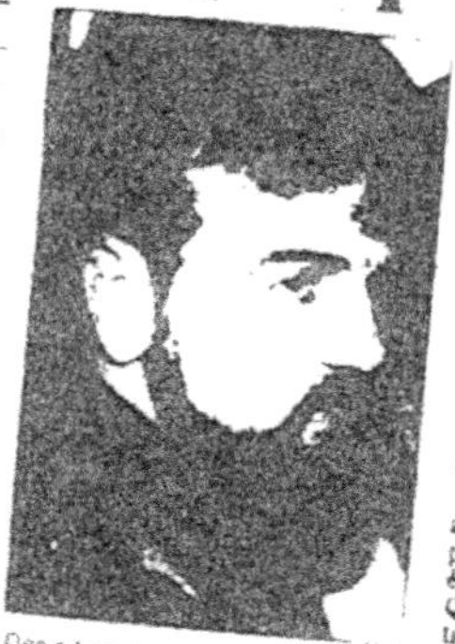

Denis Lortie

■ Après l'entrée de M. Jalbert dans le Salon bleu, Lortie n'a tiré que deux salves de mitraillette: l'une en face de lui, en direction de l'horloge; l'autre à la volée, vers les sièges des députés. La première rafale a été tirée quand M. Jalbert entrait, l'autre quand il était près de Lortie.

■ Parce qu'il est un vétéran des Forces armées canadiennes, le major René Jalbert a remis le caporal Denis Lortie dans le cadre des relations hiérarchiques de l'armée. Il a même organisé des communications téléphoniques avec deux colonels: le colonel Armand Roy, en fonction à Valcartier, et le colonel Jacques Pinchaud, de la base mobile de Montréal.

■ C'est au moment de la conversation avec le colonel Roy que M. Jalbert a obtenu que Lortie dépose sur le bureau, à côté de sa mitraillette, son revolver dont le cran de sûreté était enlevé. «Tu m'énerves avec ce revolver», aurait pu dire M. Jalbert après avoir montré sa bonne foi en essayant de trouver une solution avec les autorités militaires. Le seul moment où M. Jalbert reconnait s'être senti un peu mal à l'aise, c'est quand Lortie a sorti son revolver.

■ Vers 13h, M. Jalbert a même pu fouiller Denis Lortie pour vérifier qu'il n'avait aucun explosif sur lui.

■ Les Forces armées canadiennes avaient accepté d'envoyer deux représentants de la police militaire. Ils étaient sur place lorsque la Sûreté du Québec s'est emparée de Denis Lortie, qui pendant les premières heures de négociations ne voulait se rendre qu'à ces «polices militaires».

■ Lorsque Denis Lortie a accepté de rendre les armes, M. Jalbert a vidé les chargeurs des deux armes, mitraillette et revolver. Il a mis les balles au fond d'une corbeille à papier, puis il a entassé les deux armes et leurs équipements. M. Jalbert portait cette «poubelle» à son bras quand il est sorti, tandis que Lortie — désarmé — se collait à ses côtés. Il était un peu plus de 14h15.

Hier en conférence de presse, M. Jalbert a impressionné les nombreux journalistes venus l'interroger. Il estime qu'il n'a fait que son devoir dans les circonstances. «Çà me faisait de la peine de voir un jeune homme qui gâchait sa vie comme çà. Je le lui ai répété une dizaine de fois. S'il faisait d'autres bêtises, il empirerait son cas», a précisé M. Jalbert, interrogé sur ses sentiments en présence de Lortie.

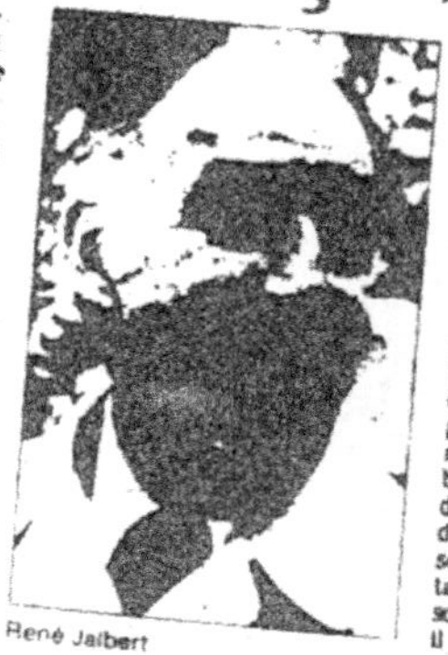

René Jalbert

Fin psychologue, informé sur l'attitude à observer avec les personnes déséquilibrées, M. Jalbert a utilisé la seule arme à sa disposition: la confiance. «Quand j'ai vu qu'il (l'homme assis sur le siège du président une mitraillette à la main) était habillé en militaire, j'ai essayé de m'introduire à lui comme militaire», raconte M. Jalbert.

La conversation entre les deux hommes, qui s'est poursuivie de 9h45 à 14h30, a commencé par cet échange: «Moi aussi, je suis militaire. Voulez-vous voir ma carte d'identité comme vétéran?», demande M. Jalbert qui s'était avancé tranquillement malgré les salves de mitraillette. L'homme ayant acquiescé et ayant examiné la carte de vétéran, M. Jalbert lui a lancé: «Pouvez vous, vous-aussi, vous présenter?». C'est alors qu'il a connu le nom de l'homme: Denis Lortie, caporal des Forces armées canadiennes.

Plusieurs négociations se sont déroulées successivement. Tout d'abord, il a fallu parler une vingtaine de minutes avant de décider Lortie à gagner le bureau du sergent d'armes, situé au sous-sol de l'Assemblée: «Je veux bien essayer de t'aider, mais on va négocier tout seuls, dans mon bureau», a argumenté le sergent d'armes. «Je ne me ressentais pas comme un otage quand nous sommes allés dans mon bureau», a t il ajouté.

Auparavant, il a fallu faire promettre de laisser sortir les trois pages de l'Assemblée nationale, qui se cachaient sous les pupitres des députés: Mmes Trudel, Payette et Rhéaume. Il ne restait plus alors de visible dans le Salon bleu qu'un agent de la paix avec un talkie-walkie. A cet agent de la paix sera commandé un café pour «sauver du temps» et continuer à parler avec le caporal Lortie, blême et nerveux, transpirant abondamment, tandis que sa mitraillette allait d'un bord à l'autre.

Plusieurs fois, M. Jalbert a du faire preuve de psychologie. Décidé à traiter Lortie comme un jeune militaire qui a fait une bêtise et qu'il faut aider, M. Jalbert lui a par exemple présenté sa secrétaire, Mme Lebel, à son arrivée dans son bureau. Lortie l'aurait même embrassée sur la joue, «en gentilhomme».

Interrogé évidemment sur les problèmes de sécurité à l'Assemblée nationale, M. Jalbert a dit espérer que les recommandations faites au président de l'Assemblée nationale seraient prochainement appliquées: installer des caméras en circuit fermé notamment. M. Jalbert ne croit pas que le rapport alarmiste sur la sécurité à l'assemblée nationale, rédigé en 1983 par M. Bernard Auger, «soit complètement juste».

M. Jalbert «ne voit pas la nécessité que nos agents soient armés». De toutes façons, dans le cas de mardi, «un pistolet contre une mitraillette: ça ne se compare pas...». Il estime que le climat social actuel, qui n'est pas celui du début des années 70, ne nécessite pas un contrôle sévère, la transformation de la «Maison du peuple» en forteresse ou prison. «C'est très bien comme c'est organisé maintenant», estime le sergent d'armes. Ce n'est pourtant pas lui, fonctionnaire, qui a recommandé et décidé de remplacer les constables à l'entrée par des hôtesses d'accueil.

Au DEVOIR qui lui demandait quelle consigne ont maintenant les constables spéciaux et les préposés à l'accueil quand ils tombent nez à nez avec un homme armé d'une mitraillette, M. Jalbert a répondu: «Ils ont la même consigne: prévenir la sécurité de l'Assemblée nationale». C'est ce qui, selon lui, a été correctement fait mardi vers 9h35 quand Lortie est entré dans l'enceinte du parlement. Mais presque toutes les salves de mitraillette avaient déjà été tirées.

LE DEVOIR

Vol. LXXV — No 108 Averses et vents modérés. Max. 12 (détail page 6) Montréal, mercredi 9 mai 1984

Côte-Nord, Abitibi à Gaspésie 45 cents Nouveau Brunswick 50 cents, Îles-de-la-Madeleine 90 cents **35 CENTS**

Un jeune caporal tue trois personnes et en blesse 13 autres à l'Assemblée nationale

GILLES LESAGE

QUÉBEC — Trois personnes ont été tuées et 13 autres ont été blessées, certaines grièvement, dans la fusillade survenue au milieu de la matinée d'hier à l'Hôtel du Parlement, à Québec. La plupart sont des employées de l'Assemblée nationale.

Commencé quelques minutes avant 10 h, le drame sanglant ne s'est terminé que vers 14 h 15 avec la reddition d'un jeune membre des Forces armées canadiennes, Denis Lortie, âgé de 25 ans, stationné à la base de Carp, près d'Ottawa.

Les victimes de la fusillade à la mitraillette sont MM. Camille Lepage, 54 ans, Georges Boyer, 59 ans et Roger Lefrançois, 57 ans.

Les blessés sont Mmes Jacynthe Richard, Hélène Savary, Lise Dallaire, et MM. Laval Tremblay, Gaétan Gingras, Laurent Rodrigue, Denis Samson, Réjean Dionne, Mauril Roy, Michel Rhéaume, Gilles Coulombe, Jean-Olivier Blanchet et Yves Gaboury.

Durant plusieurs minutes, après son entrée par la porte latérale du Parlement, l'homme de forte stature, vêtu d'un costume de commando et armé jusqu'aux dents, a semé la terreur, tirant à gauche et à droite sur son passage jusqu'au Salon bleu; là, le sergent d'armes, M. René Jalbert, dont tout le monde loue le sang-froid, a réussi à calmer le forcené, à discuter avec lui et à le convaincre de se rendre, sans autre carnage, quatre heures plus tard. Mais l'Hôtel du Parlement est resté bouclé pour le reste de la journée.

Vers 9 h 25, l'homme, voyageant en auto immatriculée en Ontario, se présente au poste de radio CJRP, à Sillery, et remet à une recherchiste de l'animateur André Arthur une enveloppe portant la mention: ne pas ouvrir avant 10 heures. En raison de son accoutrement bizarre et de son allure suspecte, l'on passe outre et, après quelques minutes d'écoute d'un enregistrement que l'animateur qualifie lui-même de « délirant », l'on avertit la police locale.

Mais il est déjà trop tard. L'homme a eu le temps de se rendre à la Citadelle et de tirer des coups de feu en direction d'un groupe de touristes; aucun n'est atteint. Il se dirige ensuite vers le Parlement, situé à quelques centaines de pieds de là, stationne son auto du côté sud, près

Voir page 12: Caporal

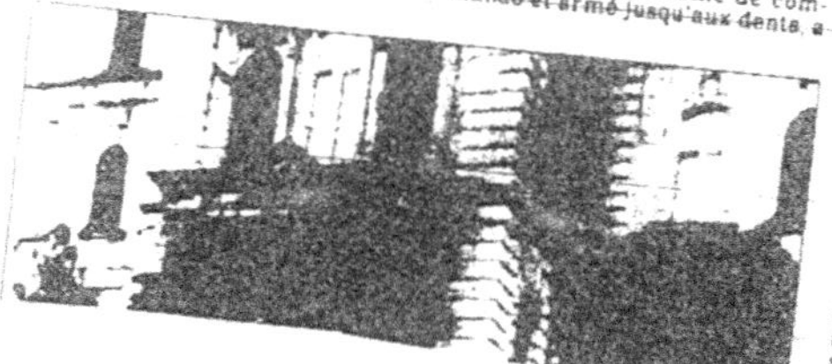

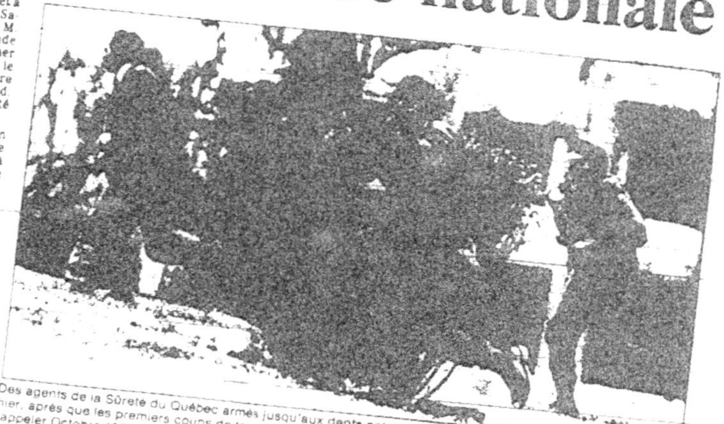

Des agents de la Sûreté du Québec armés jusqu'aux dents ont pris d'assaut l'édifice de l'Assemblée nationale hier, après que les premiers coups de feu y eurent été tirés par dément, offrant une scène qui n'était pas sans rappeler Octobre 1970.
(Photolaser CP)

2 Le Devoir, mercredi 9 mai 1984

Lortie: un caporal magasinier au bunker de Carp

GILLES PROVOST

Denis Lortie, le tireur fou qui a abattu une quinzaine de personnes à l'Assemblée Nationale du Québec, est un caporal des forces armées canadiennes. Il était affecté au quartier général d'urgence d'où quelques ministres et l'État-major de l'armée pourraient continuer à diriger le pays et les hostilités en cas de guerre nucléaire, a reconnu hier le ministère de la Défense nationale. (Le grade de caporal est tout en bas de la hiérarchie militaire, juste au-dessus du simple soldat.)

Âgé de 25 ans, le caporal Lortie était magasinier dans les entrepôts souterrains de la «station» de Carp, à 12 milles à peine d'Ottawa. Cette station, où travaillent 200 soldats et 55 employés civils, peut abriter jusqu'à 550 personnes dans un bunker souterrain de quatre étages. La base est aussi dotée de puissantes installations de télécommunications puisqu'elle servirait aussi de centre d'urgence d'où Radio-Canada donnerait des instructions à la population, en cas de conflit majeur.

Aucun porte-parole de la Défense nationale n'a voulu faire de commentaires sur les antécédents du caporal Lortie ou sur la normalité de son comportement habituel. «Tout cela relève de l'enquête confidentielle que nous avons entamée, en étroite liaison avec la Sûreté du Québec et la police municipale», a déclaré un porte-parole du ministère de la Défense, M. Serge Quenneville. À Montréal, le capitaine Jean Marcotte a tenu des propos similaires.

Au même titre que tous les autres soldats canadiens, M. Lortie avait été entraîné au maniement de toutes les armes légères du genre de celles qu'il a utilisée pour son attentat. La plupart des victimes ont été atteintes par le tir d'une mitraillette SMG (sub-machine gun) de calibre 9 mm. C'est une arme spécialement conçue pour les combats rapprochés, à l'intérieur des maisons par exemple. Cette arme est en effet légère, maniable et très compacte, avec un canon très court et une crosse rétractable. Elle peut utiliser deux chargeurs, un de dix balles et l'autre de trente.

Comment se fait-il que ces faits troublants arrivèrent au Québec et non ailleurs au Canada?

Un Journaliste s'est-il déjà penché en profondeur sur cette question? Si non, pourquoi?

Pourquoi refuse-t-on à la population le droit d'être informée adéquatement?

Mais qui au juste dirige ce pays???

Le droit à l'INFORMATION fait partie de la pratique de la Décratie. Comment se fait-il que cette pratique soit si mal appliquée ici?

LA PSYCHOLOGIE DE LA TERREUR

Est-ce qu'un gouvernement, une corporation ou un psychiatre promouvrait intentionnellement une telle horreur aujourd'hui? La réponse est très évidemment OUI. Les gouvernements, les agences et les corporations qui travaillent avec eux pour le Nouvel Ordre Mondial, sont préparés à promouvoir tout ce qui pourrait les aider à atteindre leur but de contrôle social total. L'Histoire nous a si souvent démontré cela, de façon tout à fait claire et sans équivoque. En ce qui concerne le pourquoi, si vous terrorisez le public et les faisez craindre pour leur sécurité, ils vont vous permettre d'instaurer des pratiques de loi draconiennes, de les désarmer, et de garder des registres complets sur eux, et ils n'ont qu'à vous dire que tout ceci est fait "pour vous protéger", bien sûr. Deuxièmement, cela promeut la chute de la forme présente du système politique démocratique et conduit les sociétés à chercher des alternatives à la méthodologie politique actuelle. Évidemment l'alternative a déjà été planifiée. Elle s'appelle le **Nouvel Ordre Mondial**, et elle n'aura pas vos intérêts et votre sécurité à coeur.

La peur a toujours été utilisée par les élites du pouvoir pour contrôler et subjuguer les masses. La vieille maxime de "diviser pour régner" est amenée à la limite dans tous les coins de la planète afin de s'assurer que tout le monde est effrayé pour leur propre sécurité personnelle, et que tout le monde a peur ou se méfie de ceux qui l'entourent. Cela aussi, c'est du contrôle de la pensée.

CONFIDENTIAL

L'ALLIANCE IMPIE

Un des facteurs les plus communs chez les gens qui ont commis ce genre de crimes c'est qu'ils étaient traités avec des tranquilisants ou des anti-dépressifs durant la période précédant immédiatement le crime. John Hinckley Jr., qui tenta d'assassiner le président Reagan en 1981, avait ingéré plusieurs capsules de valium deux heures avant la tentative d'assassinat. Un agent anti-anxiété appelé Ativan avait été prescrit à Frank Vitrovik (mentionné plus haut). D'après le Mims Drug Compendium, un des effets secondaires de l'Ativan est "la rage."

Est-ce là du Contôle planifié de la Pensée actif? Tiré par les cheveux? Ou est-ce que ça peut possiblement ressembler à plus qu'une coïncidence que George Bush, après avoir quitté le poste de Directeur de la CIA en 1977, fut nommé directeur de la Compagnie Pharmaceutique Eli Lilly par le père et par la famille de l'actuel vice-président Dan Quayle, qui contrôlaient les intérêts de la compagnie? La famille Bush, apparemment, est aussi un des plus importants actionnaires dans d'autres compagnies pharmaceutiques, incluant Abbott, Bristol et Pfizer

Il est inquiétant de consater la fréquence avec laquelle les auteurs de ces crimes étaient sous l'influence de tranquilisants ou d'anti-dépresseurs tels que le Valium, Librium, Xanax, Halcion ou Prozac, avant de commettre ces dits crimes. D'autres drogues supposément "anti-psychotiques" comme l'Haloperidol, ont démontré des liens puissants avec les manifestations de violence. Des poursuites ont été engagées contre les principales compagnies pharmaceutiques dans bon nombre de pays pour cette raison, et il y a une énorme quantitié de données qui tendent à prouver que ces drogues *causent* des comportements violents et *ne sont pas* un traitement efficace contre ces violences.

Eli Lilly est le fabricant du très controversé anti-dépressif Prozac 20, que deux millions d'américains utilisaient en 1989. La documentation sur le Prozac déclare que cette drogue peut provoquer "de l'hostilité, de la psychose, des hallucinations, et de l'akathisie", un effet secondaire bizarre qui provoque des comportements extrêmement violents chez les patients. Cela semble très étrange de prescrire une telle drogue à des patients souffrant de dépression. Deux poursuites ont été intentées contre Eli Lilly en 1990 dans lesquelles les effets secondaires du Prozac étaient présumés facteurs contribuants (des cas de meurtre multiple-suicide).

L'auteur de "l'Encyclopédie du Meurtre Moderne", publiée en 1983, observait que les crimes violents et sans raison n'étaient devenus un problème majeur que depuis les trois dernières décennies. Dans l'introduction de son livre, il écrit: "Nous considérons des crimes comme sans motif s'ils ne semblent rapporter rien à personne. Avant 1960 de tels crimes étaient rares, et ceux qui ont eu lieu appartiennent à la fin de la décennie." Serait-il peu raisonnable de suggérer que les produits pharmaceutiques modernes et les pratiques psychiatriques inefficaces puissent avoir un quelconque rapport dans cette montée de crimes gratuits?

Plusieurs chercheurs croient qu'un grand nombre d'individus dans le domaine de la santé mentale provoquent de tels incidents, et qu'ils travaillent de concert avec les compagnies pharmaceutiques et les gouvernements pour aider à instaurer le Nouvel Ordre Mondial dans lequel les sociétés sont contôlées avec de telles drogues, ou serait-ce des armes chimiques?

Considérez cette citation du psychologue James V. Mc Connell, qui fut publiée dans un numéro de 1970 de Psychology Today.

CONFIDENTIAL

> *"Le jour est arrivé où nous pouvons combiner la privation sensorielle avec des drogues, de l'hypnose, et la manipulation astucieuse de la punition et de la récompense pour parvenir au contrôle presqu'absolu sur le comportement d'un individu. Il devrait alors être possible de développer une méthode de lavage de cerveau extrêmement rapide et efficace qui nous permettrait d'effectuer des changements radicaux dans la personnalité et les comportements d'un individu (...) Nous devrions réformer de sorte que nous serions tous entraînés dès la naissance à faire exactement ce que la société exige de nous. Nous avons les techniques pour le faire (...) personne n'est le détenteur de sa propre personnalité (...) Vous n'avez pas choisi la personnalité que vous avez, et il n'y a pas de raison de croire que vous devriez avoir le droit de refuser de recevoir une nouvelle personnalité si l'ancienne est anti-sociale."*

Il est important de noter à ce stade que le Dr. Ewen Cameron, qui conduisit des recherches sur le contrôle de la pensée très approfondies lors du programme MKULTRA pour la CIA au Allan Memorial Institute de l'Université McGill à Montréal, Canada, fut à des moments variés

Président de l'Association Psychiatrique Américaine, Président de l'Association Psychiatrique Canadienne, et Président de l'Association Mondiale des Psychiatres. Les recherches de Cameron (qui furent couvertes de façon très approfondie dans les numéros de Jan/Fév. et Avril/Mai de Nexus) formaient la base de la tristement célèbre "Thérapie du Sommeil Profond", qui fut utilisée de 1963 à 1979 à l'Hôpital privé de Chelmsford à Sydney, et qui causa la mort de 20 patients. Les recherches de Cameron étaient basées sur celles du psychiatre anglais William Sargant, qu'il considérait comme l'expert en techniques communistes d'extorcations de confessions.

LE DIABLE DES DIABLES

CONFIDENTIAL

La manipulation à travers la psychiatrie a depuis longtemps joué un rôle majeur dans les plans de domination mondiale à travers le contrôle de la pensée du Nouvel Ordre Mondial.

Harland Girard prétend que c'est le docteur Louis Jolyon "Jolly" West, Président du Département de Psychogie de la UCLA et directeur de son Institut Neurophysiologique, qui est le coordonnateur du programme secret du Gouvernement Américain de contrôle de la pensée. Girard n'est pas la seule et sûrement pas la première personne à affirmer ceci.

West, qui a conduit de vastes recherches sur les "lavages de cerveau" coréens effectués sur les prisonniers de guerre américains, a aussi dirigé un programme, financé par la CIA, de recherches liées au LSD, au début des années '60, lorsqu'il était à l'Université de Oklahoma. Pendant cette période, il avait l'honneur peu sérieux d'être le seul homme à jamais avoir administré une dose de LSD à un éléphant, au Zoo Municipal de Oklahoma. L'éléphant est mort peu de temps après. Puis il a participé au Congrès International sur les Drogues Hallucinogènes de 1965, qui était financé par le CIA. Durant ce congrès, il a été suggéré que les Ministres de Cultes soient "entraînés" sous les effets du LSD. West est aussi un anti-religieux réputé, et il a fait une fortune en témoignant contre les religieux dans les cours des États-Unis.

CONFIDENTIAL

Sa plus grande période d'infamie publique commence le 11 Janvier 1973, lorsque le Gouverneur de la Californie de l'époque, Ronald Reagan, annonce lors de son discours annuel de"l'État de l'État", la formation d'un Centre Multidisciplinaire pour l'Étude et la Réduction de la Violence : "Ce centre explorera tous les types de violence, ce qui les cause, la façon de les détecter, de les éviter, de les contrôler et de les traiter". Le directeur du Centre n'était nul autre que le Dr. Louis Jolyon West. Les intentions de ce centre étaient délibérément vagues, et jalousement gardés, du public au moins. Des document photocopiés ont finalement pu être obtenus, qui indiquaient les programmes proposés par le Centre, qui incluaient des études génétiques, biochimiques, neurophysiologiques d'individus violents, dont des prisonniers et des "enfants hyperkinétiques"; des expériences sur la "pharmacologie des drogues qui provoquent et atténuent la violence"; des études sur les "comportements de danger de mort durant le cycle menstruel"; des études sur "les aspects hormonaux de la passivité et de l'agressivité chez les les enfants mâles"; des études sur les différents niveaux d'agressivité des différentes ethnies; et plus important, le développement de tests "permettant la détection de la violence prédisposant aux desordres cérébraux avant un acte violent". L'application des ces plans devait inclure un "test de détection à grande échelle" pour détecter la "violence prédisposant aux désordres cérébraux".

West avait aussi très hâte d'essayer la "Machine Schwitzgebel", avec laquelle l'on "implante de petites électrodes dans le cerveau", les connectant ensuite à des transmetteurs radio, permettant ainsi un contrôle par télécommande. Des détecteurs de missiles modifiés devaient être utilisés pour toujours savoir où se trouve le sujet.

CONFIDENTIAL

Le Gouverneur Reagan a rapidement tenté d'exécuter les plans de West, mais il a rencontré une forte résistance sur plusieurs fronts. La pression pour interdire ce programme s'est accentuée lorsque le Président du Sous-Commité sur les Droits Constitutionnels, le Sénateur Frank Ervin a commissionné une étude sur l'implication du gouvernement dans nombre de nouvelles techniques de contrôle de la pensée. Lorsque Ervin réussit à obtenir une lettre de West au Directeur de la Santé de l'État de la Californie (datée le 22 janvier 1973), sur laquelle il propose que les militaires lui remettent une base de missiles nucléaires Nike situé sur les collines de Santa Monica, dans le but d'y effectuer des recherches, il réveilla beaucoup de soupçons..

Les instigateurs du Centre de Recherche sur la Violence ne purent pas fournir d'explications valables au sujet de l'utilisation de ladite base aux membres du Sénat Californien. Mais en plus, West n'avait jamais clairement défini ce qu'il entendait par "comportement indésirable", ou le pourquoi de la nécéssité de travailler à l'intérieur d'un silo de missile "protégé et clôturé". Son projet au complet fut attaqué puis finalement abandonné. Ou ne serait-il pas devenu seulement clandestin?

Le soutien de Reagan pour le concept de contrôle des comportement (lire: contrôle de la pensée) n'a toutefois pas été amoindri par cet incident, et il est presque certain qu'un peu de vie a été insufflé dans bon nombre de ces recherches secrètes lorsqu'il devint président.

Il n'y a que trop de raisons de soupçonner le Dr. Louis Jolyon West d'être le chef de file dans la recherche sur le contrôle de la pensée. Il a travaillé à perectionner ses techniques sur des êtres humains depuis très longtemps. Un mémo de la CIA daté du 14 janvier 1953 et intitulé "Tachniques d'interrogation", contient le passge suivant:

> *"Si les services du Major Louis J. West, de la USAF (MC), un hypnotisateur réputé, pouvaient être obtenus, ainsi que ceux d'un professionnel des techniques conventionnelles d'interrogation et de polygraphes, et les services du Col.(effacé), un centre complet d'interrogation pourrait être mis sur pied dans un endroit spécialement sélectionné"*

CONFIDENTIAL

La CIA proposait que :

> *"Ce laboratoire contiendra un salle spéciale, dans laquelle tous les aspects significatifs de l'environnement peuvent être contrôlés. Cette salle contiendra entre autres une large variété de polygraphes pour des enregistrement simultanés d'un grand nombre de réactions physiologiques de l'individu étudié. Dans cet endroit, un grand nombre de variables hypnitiques, pharmacologiques, et d'environnement sensoriel seront manipulés de façon calculée, et des enregistrements seront faits des réactions du sujet."*

Aldous Huxley, auteur du roman "Le meilleur des mondes", se réfère à West de nombreuses fois dans ses ouvrages. En 1953, il a écrit que West effectuait des recherches sur l'hypnotisme et sur la mescaline. Plus tard, en 1961, il rapportait que West l'avait informé qu'il faisait alors des expériences sur la privation sensorielle et qu'il profitait des équipements les plus avancés. Le savoir obtenu par ces expériences horribles, ainsi que de milliers d'autres, est appliqué au contrôle de la pensée aujourd'hui.

CONTRÔLE DE LA PENSÉE VOLANT NON-IDENTIFIÉ

CONFIDENTIAL

Il est important de noter qu'un des protégés de Louis Jolyon West, Barry Taff, a co-écrit un article pour le magazine "UFO" dans lequel il propose que ce sont les extra-terrestres qui sont responsables de ces activités. Taff a travaillé à l'Institut Neuropsychiatrique de la UCLA, et selon le chercheur originaire de Los Angeles Martin Cannon, il a été en étroit contact avec un grand nombre d'agences gouvernementales, dont l'Institut National de la Santé Mentale, la Cor^ poration Rand, la Commission sur l'Énergie Atomique et la CIA. L'article s'intitulait "Les phénomènes paranormaux et les OVNI", et il a paru dans "UFO", Vol 2 No.4.

Cannon a élaboré une longue liste de parallèles entre des supposées "Phénomènes d'Abductions par des Extra-Terrestres" et sur les documents sur les expériences de contrôle de la pensée, dans une recherche extrêmement bien renseignée avec des références impeccables de 60 pages, intitulée "Les Contrôleurs : une nouvelle hypothèse sur les Abductions par des E.-T." Une version condensée de cette recherche fut publiée dans le numéro d'octobre de la revue MUFON UFO Journal. Ce qui m'a laissé douter de toutes les bases du phénomène des OVNI. Se pourrait-il que ce soit là le plus grand projet de contrôle de la pensée jamais élaboré? Je vous propose d'examiner clairement les preuves avant de les discréditer.

Comme par hasard, l'éditeur du magazine UFO, Vicki Cooper, est la nièce de Grant Cooper, qui était l'avocat de Sirhan Sirhan, après que celui-ci ait été accusé de l'assassinat de Robert Kennedy. Le film de Theodore Charach, "The Second Gun", contient une entrevue avec la mère de Sirhan, dans laquelle elle maudit l'avocat de son fils. Il y a beaucoup de preuves qui suggèrent que Sirhan était victime du Contrôle de la Pensée.

AI-JE FAIT CELA?

CONFIDENTIAL

Le docteur Leonard Diamond, directeur de la défense au procès de Sirhan, a été très surpris lorsqu'il plaça Sirhan en état d'hypnose. Il nota que la facilité avec laquelle il entra en état d'hypnose démontrait clairement qu'il avait déjà été hypnotisé antérieurement. Diamond questionna Sirhan, pendant son état hypnotique, et lui demanda d'écrire les réponses à ses questions, puis il nota: "Sirhan écrivait comme un robot, et il répétait un mot ou une phrase jusqu'à ce que ja l'arrête."

Il montra alors à Sirhan le journal personnel de celui-ci lui demandant: "Est-ce de l'écriture de fou?", "OUI, OUI,OUI" écrivit Sirhan. "Êtes-vous fou?" lui demanda-t-il alors. "NON, NON" répliqua Sirhan. "Alors pourquoi cette écriture de fou?" demanda-t-il alors. "DE LA PRATIQUE, DE LA PRATIQUE, DE LA PRATIQUE" fut la réponse. "De la pratique pour quoi?" demanda Diamond. "CONTRÔLE DE LA PENSÉE CONTRÔLE DE LA PENSÉE CONTRÔLE DE LA PENSÉE" écrivit Sirhan.

Sept ans après l'assassinat de Kennedy, un officier des Services Secrets Américains fit passer un test de stress psychologique à Sirhan. On l'a depuis entendu dire à maintes reprises "Tout dans ce test démontre que quelqu'un d'autre était involucré dans l'assassinat, et que Sirhan avait été programmé à travers l'hypnose a tuer R.F.K."

L'avocat anglais Fenton Bressler croit que Mark David Chapman, qui accéda à une notoriété mondiale en assassinant John Lennon, le 8 décembre 1980, était lui aussi un assassin programmé. Dans son livre "Qui a tué John Lennon?", Bressler soutient ses propos de façon convaincante. Il prétend que Chapman est entré en contact avec la CIA pendant qu'il travaillait pour la YMCA, une organisation qui aurait servi de façade à la CIA en de nombreux pays étrangers. Chapman a choisi de travailler pour la YMCA à Beirut, étrangement la ville qui serait selon les rumeurs le centre d'entraînement des assassins de la CIA. Les témoins de l'assassinat ont affirmé que Chapman s'est placé dans une positon ressemblant beaucoup à une position de "combat", juste avant de tirer sur la gachette, et la première réaction du détective qui l'a arrêté, Arthur O'Connor, fut de dire que Chapman paraissait "hébété" et qu'il "semblait avoir peut-être été programmé."

CONFIDENTIAL

LES DROGUES TESTÉES PAR LA CIA SOUS LES PROJETS BLUEBIRD, ARTICHOKE, MKULTRA ET MKDELTA:

1.Adrénaline

2.Aktetron

3.Alcool

4.Amphétamine

5.Sulphate d'Amphétamine

6.Analasine

7.Anhalamine

CONFIDENTIAL

8.Anhalidine

9.Anhaline

10.Anhalonidine

11.Analonine

12.Anhalonium

13.Aphyllidine

14.Aphyline

15.Atropine

16.Atrosine

17.Bambusa

18.Banisterine

19.Barbiturique

20.Belladonne

21.Benzidrène

22.Bendocaine

23.Bromoharmine

24.Bulbocapnine

CONFIDENTIAL

25. Acide Butylbromallibarbiturique

26. Caffféine

27. Caffféine de Sodium

28. Chlorure de Calcium (35)

29. Cannabidiol

30. Coramine

31. Cannabis

32. Cannabol

33. Caramine (narcotique)

34. Carboline

35. Caroegine

36. Chlorure d'hydrate

37. Cocaine

38. Café

39. Coramine

40. Dérivés de Benzo Pyran

41. Delvyniline de Sodium

42. Dicaine

43. Dramamine

44. Ephrédrine

45. Ephétamine

46. Épinéphrine

47. Ergot

48. Ergotamine

49. Harmol d'Éthyl

50. Eucaine

51. Eucodal

CONFIDENTIAL

52.Eukotal

CONFIDENTIAL

53.Eunacron

54.Epicane

55.Escrine

56.Ether

57.Evipal

58.Evipan

59.Sodium d'Evipan

60.Sodium d'Evipan (35)

61.Genoscopolomine

62.Harmaline

63.Harmalol

64.Harman

65.Harmine

66.Méthiodide d'Harmine

CONFIDENTIAL

67.Harmol

68.Héroine

69.Hexacol

70.Histadyl

71.Hydractine

72.Hexabarbitone d'Hypoloide soluble

73.Icoral

74.Méthyllarmine d'Indole

75.Indole

76.Insuline

77.Lophop-Nine

78.Acide Lyscorbique

79.(Illisible)

CONFIDENTIAL

8C.(Illisible)

81.(Illisible)

82.(Illisible)

83.Chlorure de Manganèse (35)

84.Méthy-Cocaine

85.Morphine

86.Hydrochlorure de Morphine

87.Métra-ol

88.Narco-imal

89.Nambutal

90.Nicotine

91.Nikthernine (narcotique)

92.Oxide Nitrique

93.Novacaine

CONFIDENTIAL

94.Nupercaine

95.Pentocaine

96.Pentopone

97.Parahyx

98.Pellotine

99.Pentobarbitol de Sodium

100.Acide Penthotal

101.Penthotal de Sodium

102.Percaine

103.Pernoston

104.Peyotl

105.Phénactine

106.Phénamine

107.Pehyl-thio-uréthane

108.Picrate

109.Picrotoxine

110.Procaine

111.Pulegone-Arcinol

112.Pulegone-Olivetol

113.Pyrahexil

114.Pyramidon

115.Quinine

116.Salsoline

117..Scolpolmine

118.Scolpolmine d'Hydrobromide Aminoxide

119.Scolpolmine-phétamine-eukotal

120.Sodium (62)

121.Amatyl de Sodium

CONFIDENTIAL

122.Barbital de Sodium

123.Dlévinal de Sodium

124.Evipal de Sodium

125.Pentobarbital de Sodium (nembutal)

126.Penthotal de Sodium

127.Phénobarbital de Sodium

128.Rhodanat de Sodium

129.Sonéryl de Sodium

130.Succinate de Sodium (77)

131.Thioethamyle de Sodium

132.Somnifen

CONFIDENTIAL

133.Stovaine

134.Strychnine

135.Acide Stryphnique

136.Sympatol

137.Synhexyle

138.Télépathine

139.Acétate de Tétra-hydro-cannibol

140.Tetra-hydro-harman

141.Tetra-hydro-Harmine

CONFIDENTIAL

142.Tropacocaine

143.Tropénone

144.Yagéine

145.Sulphate de Yohimbine

LE CONTRÔLE DE LA PENSÉE

(Traduit du Magazine NEXUS, Australie, Mars

ET LE NOUVEL ORDRE MONDIAL

CONFIDENTIAL

par Glenn Krawczyk

Ceci est la deuxième et dernière partie examinant un sujet auquel la plupart d'entre nous préféreraient ne pas penser: LE CONTRÔLE DE LA PENSÉE

LE TEMPS QUI MANQUE

ACÉTYLCHOLINE

Une série d'expériences conduites par la CIA pour trouver une méthode pour provoquer l'amnésie découvrit que des pulsations de micro-ondes pouvaient être utilisées pour surstimuler la production d'acétycoline dans le cerveau, un neurotransmetteur associé à l'emmagasinage de la mémoire. Ce procédé était connu sous le nom de EDOM (Dissolution Électronique de la Mémoire). Lorsqu'un sujet est exposé à ce signal, il ne peut tout simplement pas emmagasiner de la mémoire, et donc restent avec une période d'amnésie, ou de "temps manquant." Ils peuvent même être influencés à ne pas se souvenir de ces amnésies. D'après le livre "The Mind Manipulators" (les Manipulateurs de la Pensée), par Alan W. Scheflin et Edward M. Opton Jr, publié en 1978, "L'EDOM altère la perception du temps en émettant des ondes radio et des tonalités ultrasoniques, qui eux agissent sur les produits chimiques qui agissent sur l'emmagasinage de la mémoire dans le cerveau." Il semble même que cette technique puisse être utilisée pour "effacer" des souvenirs spécifiques des cerveaux d'individus qui ont été exposés à des informations hautement classifiées et qui quittent l'emploi d'agences gouvernementales qui travaillent avec des informations sensibles.

Cette technique particulière me laisse songeur à propos de ces événements appelés "de temps qui manque" associé à de présumés enlèvements extraterrestres. Nous avons développé la technologie qui provoque des périodes d'amnésie dans nos propres laboratoires, et nous n'avons pas besoin d'intrus extraterrestres pour nous montrer comment le faire.

CONFIDENTIAL

TOUT EST DANS LA TÊTE

Les opérations d'implants cérébraux, dont le blâme est si couramment placé sur les kidnappeurs extraterrestres, ont lieu partout sur notre planète depuis très longtemps, et elles sont perpétrées par des humains. Des docteurs en Suède ont placé des transmetteurs cérébraux dans les têtes de patients anesthésiés sans leur consentement ou leur savoir depuis plus de trente ans. Il existe des preuves que les hôpitaux de Sodersjukhuest, Karolinska, Nacka et Sudsvall ont implanté des transmetteurs cérébraux sans la permission ni la connaissance de leurs patients durant plusieurs décennies. Les autorité suédoises nient l'existence des transmetteurs cérébraux et avisent les plaignants qu'ils risquent d'être internés dans des hôpitaux psychiatriques s'ils continuent de parler des ces appareils.

En 1985, pourtant, une lettre fut écrite par des représentants de plusieurs groupes des droits de l'homme et des professionnels légaux et techniques, envoyée à l'Attorney General du pays, puis référée au District Attorney, M. Overklagaren, qui détermina qu'une telle activité ne serait pas considérée comme un crime (Overklagaren, # ADII, 76-85).

Un manuel de 1968, intitulé "Télémétrie Biomédicale" (écrit par le Dr. Stuart Mackay, anciennement de l'Université de Californie à Berkeley), qui était utilisé par l'unité d'éducation de l'Institut de Recherche de la Défense Suédoise, rapportait que, "Parmi les divers instruments de télémétrie disponibles aujourd'hui, il y a des transmetteurs miniatures qui peuvent être avalés, portés de façon externe, ou implantés chirurgicalement sur des animaux ou des humains. Ils permettent l'étude simultanée du comportement et des fonctionnements physiologiques. La portée des observations est trop étendue pour plus qu'une allusion à quelques exemples. Les possibilités ne sont limitées que par l'imagination du chercheur."

Le Dr. José Delgado, un pionnier de la Stimulation Électronique du Cerveau (SÉC), qui fut subventionné à travers des organisations de façade par le Bureau de Recherche Navale Américain et par la C.I.A., déclarait dans son livre "Le Contrôle Physique de la Pensée" (1969), que "les transmetteurs cérébraux peuvent demeurer dans le cerveau d'un sujet à vie. L'énergie qui actionne le transmetteur est transmise par des fréquences radio."

"Une des possibilités des transmetteurs cérébraux est d'influencer les gens afin qu'ils se conforment aux systèmes politiques. Les fonctions autonomiques et somatiques, les comportements individuels et sociaux, les réactions émotionnelles et mentales peuvent être provoquées, maintenues, modifiées ou inhibées, chez les animaux comme chez l'homme, par la stimulation de structures cérébrales spécifiques. Le contrôle physique de plusieurs fonctions cérébrales est un fait établi. Il est même possible de suivre les intentions, le développement, le développement des pensées et les expériences visuelles."

Les premiers implants étaient d'environ la taille d'un demi filtre de cigarette, mais de nouvelles versions peuvent être adaptées à des cristaux liquides, injectées directement dans le sang pour se loger dans le cerveau. La communication dans les deux sens avec les transmetteurs cérébraux est possible depuis les années 50, incluant des messages vocaux et des "retours de pensée."

CONFIDENTIAL

D'AUTRES ARMES DE LA DEUXIÈME GUERRE MONDIALE

Les armes qui, d'après Harlan Girard, sont utilisées dans des opérations secrètes de contrôle de la pensée incluent un transmetteur qui transmet à la fréquence du système nerveux humain, et qui d'après lui est manufacturé par Loral Electro-Optical Systems da Pasadena, Californie. Loral, un important contractant de la Défense, avait précédemment conduit des recherches sur des armes à énergie dirigée pour le compte du Lt. Général Leonard Peroots de l'US Air Force, qui cherchait une arme pour implanter des messages dans le cerveau de l'ennemi et pour provoquer des réactions de courage surhumaines chez ses propres troupes. L'appareil emploie des Radiations Électromagnétiques (EMR) de fréquence gigahertzienne, dans des tonalités ultra-basses (ELF). Elle est utilisée pour torturer les gens physiquement et mentalement, et à distance. Des armes de ce type ont supposément été utilisées contre les femmes Britanniques qui protestaient contre la présence de missiles Cruise américains sur la Base Aérienne Commune de Greenham, dans les années 70. cette arme peut être utilisée pour induire une privation totale des sens en transmettant des signaux au nerf auditif de la victime à de telles puissances qu'ils ne peuvent même plus "s'entendre penser." Cet appareil a transformé le concept de la vieille phrase "Il y a tellement de bruit ici, je ne peux même plus m'entendre penser" en un redoutable engin de terreur.

Les procédés employés par de telles technologies ELF sont décrits dans plusieurs publications du Dép. de la Défense, incluant "Le spectre électromagnétique dans les conflits à basse-intensité" par le Cap. Paul E. Tyler, Commandement Médical de la Navy, qui est inclus dans une collection intitulée "Les conflits à basse-intensité et la technologie moderne", édité par le Lt. Col. David J. Dean, Air Force. Le papier fut livré en 1984, et la collection publiée en 1986, par l'Air University Press, de la Base Aérienne Maxwell, Alabama.

Un autre appareil à pulsation de micro-ondes peut transmettre des signaux audibles directement à un individu tout en restant inaudibles à qui que ce soit d'autre. La technologie est très simple, et elle peut être construite avec un banal fusil radar policier. Le faisceau de micro-ondes généré par l'appareil peut être modulé à des fréquences audio et transmettre des voix directement dans le cerveau. Dans son livre "The Body Electric", Robert Becker, candidat au Prix Nobel, décrit une série d'expériences conduites au début des années 60 par Allen Frey, où ce phénomène fut démontré pour la première fois, aussi bien que des expériences ultérieures conduites en 1973 à l'Institut de Recherche Militaire Walter Reed par le Dr. Joseph C. Sharp, qui suivit lui-même des tests dans lesquels il prouva qu'il pouvait "entendre et comprendre des paroles transmises dans une chambre d'isolation sans écho via un audiogramme pulsé en micro-ondes dirigé vers son cerveau."

Puis Becker déclare que "De tels appareils peuvent évidemment être utilisés dans des opérations secrètes visant à rendre une cible folle avec des "voix" ou faire parvenir des informations indécelables à un assassin programmé." Un livre de 1978 intitulé "Effets et Applications Auditives des Micro-Ondes", par James C. Lin, Ph.D., expliquait comment des voix audibles peuvent être transmises directement au cerveau. Cette technologie pourrait être utilisée pour rendre l'ouïe aux sourds, mais au lieu de cela elle a été retournée contre le public.

Allen Frey rapportait aussi qu'il pouvait ralentir, accélérer ou arrêter les battements cardiaques d'une grenouille isolés en les synchronisant avec un faisceau de micro-ondes. "D'après Robert Becker, des résultats similaires ont été obtenus avec des grenouilles vivantes, ce qui démontre qu'il est techniquement possible de provoquer des crises cardiaques avec un faisceau destiné è traverser la poitrine humaine." Je devrais mentionner que Becker ne participe pas à ma connaissance à de telles recherches. Je crois qu'il est plus intéressé dans les aspects humanitaires de la recherche électromagnétique, et qu'il critique les applications militaires et d'espionnage de ce type de recherche.

Il a été démontré que des rayons d'énergie électromagnétiques concentrée à Ultra-Hautes Fréquences (UHF) peuvent être utilisés pour provoquer "une agitation et une activité considérables" ou "pour provoquer une faiblesse et une léthargie musculaires." Les micro-ondes peuvent aussi être utilisées pour brûler la peau humaine, augmenter les effets des drogues, des bactéries ou des poisons, ou affecter le fonctionnement de tout le cerveau. Ces effets ont tous étés étudiés en profondeur par la C.I.A.. Le 21 septembre 1977, en témoignant devant le Sous-Comité du Sénat sur la Santé et la Recherche Scientifique, le Dr. Sidney Gottlieb (qui dirigea le programme MKULTRA) fut forcé de discuter des aspects de la quête de la C.I.A. pour trouver "des techniques d'activation de l'organisme humain par des moyens électroniques à distance."

Dans un projet de recherche top-secret financé par l'administration Reagan, au nom de code Opération Black Beauty, le Dr. Michael Persinger, un physiologiste américain qui dirige le Laboratoire de Psychophysiologie Environnementale à la Laurentian University de Sudbury, Ontario, fut chargé de développer une arme qui puisse être utilisée pour calmer rapidement des foules en colère. Il développa un appareil électromagnétique qui employait des champs de basse-intensité à variation de temps pulsés à des registres de Fréquences Extrêmement Basses, à des fréquences entre 1 et 10 Hertz. Apparemment une personne se trouvant dans le champ de cet appareil trouvera un endroit spécifique de son cerveau inondé d'histamines, provoquant de crises incontrôlables de vomissements. Est-ce là le genre d'activation que l'on peut vouloir atteindre?

CONFIDENTIAL

DES AMIS BAS PLACÉS

Harland Girard n'est pas étranger au contrôle de la pensée. Il déclare qu'il a lui-même été ciblé depuis 1983, après qu'une série d'événements l'apporta à l'attention de certains individus moins qu'agréables, et néanmoins très puissants. Tout a commencé quand il fit quelques remarques négatives sur le "genre de Républicanisme" de Ronald Reagan à l'ancien Lieutenant Gouverneur d'Hawaii qui l'approcha en 1976 (quand il travaillait en Australie) pour amasser des fonds pour le campagne de réélection à long terme de Reagan. Il fit aussi valoir sa désapprobation face à l'éventualité qu'un ancien directeur de la C.I.A. devienne Président, en réponse à une question relative à comment il voyait George Bush (de qui il ne savait pas grand-chose à ce moment) prendre la direction à la Maison Blanche.

Plus tard, quand Girard fit application à un poste de Commissaire au Pacifique Sud, un poste de commerce qui est sous la juridiction de la Maison Blanche, le Bureau du Président demanda de l'information concernant son passé. Dans sa réponse, Girard mentionna son contact avec l'ami Hawaiien de Reagan, ayant oublié ses remarques passées et pensant que ce contact irait en sa faveur. James Baker, qui était responsable de choisir le candidat, appela l'ancien Lieutenant Gouverneur d'Hawaii et, résultat, ses remarques précédentes furent connues de Baker. Il découvrit plus tard que le Gouverneur, comme Baker, était un proche ami de Reagan. Girard conclut que son téléphone fut mis sous écoute et son courrier ouvert routinièrement (à partir de mars 1983) une fois que Baker décida qu'il n'était pas du "bon côté." Autour de cette période il prétend qu'une enquête fut entreprise sur lui soit par le National Security Planning Group de George Bush, ou par une des organisations anti-terroristes pro-actives dirigées par Oliver North à partir du sous-sol de la Maison Blanche.

En 1983, Oliver North, que Reagan appelait "mon marine favori", était le lien entre le National Security Council et la FEMA, l'Agence Fédérale de Gérance des Urgences, une organisation d'extrême droite responsable de coordonner les agences gouvernementales en période d'urgence nationale ou de troubles civils, aussi bien que planifier un "gouvernement de continuité". North passa son temps dans la FEMA à conduire des actions secrètes et à planifier le renversement de la Constitution Américaine. On croit qu'il a aussi créé une division dans l'agence qui reçut la tâche de "neutraliser" les ennemis de la Maison Blanche. Le nom de code de ce programme est DAKOTA.

Le mémo non daté suivant, préparé par le National Laboratory de Los Alamos, intitulé "Concepts pour assister l'Agence Fédérale de Gérance des Urgences dans ses Missions", trace les grandes lignes de la recherche proposée pour "enquêter sur les effets des radiations de micro-ondes sur les organismes mammifères" donnant encore plus de crédibilité aux allégations de Girard

CONFIDENTIAL

Girard croit que la raison pour laquelle il devint une cible du contrôle de la pensée est que son "profil" correspondait à celui de John Hinckley Jr, l'homme qui tenta d'assassiner Ronald Reagan en mars 81. Lui aussi venait d'un foyer privilégié et, comme Girard, était éloigné de don père. Il semblerait évident que Hinckley désapprouvait les politiques de Reagan, bien qu'il y ait nombre de théories selon lesquelles le but de l'assassinat de Reagan était de donner la présidence à Bush plus tôt qu'il n'en fut finalement le cas. Après que la tentative eut échoué, Reagan rendit presque tous ses pouvoirs présidentiels de toutes façons. Il n'était réellement qu'un acteur jouant le rôle d'un président.

Girard habitait Los Angeles, pas très loin du ranch de Reagan, à Santa Barbara, au moment de l'enquête, ajoutant (il croit) à la spéculation concernant son potentiel de menace. Bien qu'il ne s'agisse que de coïncidences, il se peut que ça n'ait pas été vu de cet oeil, car c'est autour de cette période que le "traitement" de contrôle de la pensée a commencé. Une idée de la naïveté des évaluations des menaces potentielles pour le Président par la Maison Blanche effectuées après la tentative d'assassinat, est mentionnée dans le livre de Bob Woodward "Veil: The secret wars of the C.I.A.". Il rapporte qu'à des rapports sur les menaces à la vie du président que les agents et les analystes ne prenaient pas au sérieux "et qui n'étaient généralement rien de plus que deux gars assis dans un bar disant qu'ils voudraient tirer sur Reagan", le DCI William Casey répliquait: "Je veux une équipe là-dessus."

En 1989, le FBI refusa à M. Girard l'accès à son propre dossier à cause qu'il "est exempté de publication obligatoire sur la base de 5 USC. §522 (b) (1)". Cette section du code des États-Unis s'applique à des documents "à être gardés secrets dans l'intérêt de la défense nationale ou de la politique étrangère". Girard n'a jamais eu une autorisation de sécurité ni appliqué à un poste qui en requérait, bien qu'il ait travaillé pour l'Air Force, de qui il avait obtenu décharge honorable en 1963. Que pouvait donc cacher le FBI?

Girard prétend qu'il a été exposé à de l'information hautement classifiée et extrêmement sensible lorsque ses "entraîneurs" ont essayé de lui "parler" pour l'inciter commettre des meurtres ou au moins à se suicider. Certains "contrôleurs" inexpérimentés sont même entrés en communication (directement avec son cerveau) relativement normalement avant de commencer leurs tirades continues d'abus, et certains lui ont même dit qu'ils se pratiquaient sur lui avant d'être envoyés dans des missions plus importantes.

LA CHARADE DÉMOCRATIQUE

D'après Harland Girard, l'équipement a aussi été utilisé pour influencer la politique de manière beaucoup plus directe. Il croit que Michael Dukakis, le candidat présidentiel Démocrate opposé à George Bush lors des élections présidentielles de 1988, fut ciblé par la technologie des micro-ondes dans le but de gêner ses performances lors de discours publics une fois que les sondages eurent démontré; qu'il représentait une menace sérieuse pour Bush. Il prétend aussi que l'équipement fut utilisé contre Kitty Dukakis et l'accula presque au suicide. Dans le monde merveilleux de la Politique Américaine, un candidat présidentiel avec des problèmes comme ceux-là va de toute évidence perdre la course à la Maison Blanche. Girard m'expliqua le scénario de cette façon: "Même si l'assassinat de Kennedy et le Watergate n'étaient pas des coups d'État, l'élection de 1988 l'était certainement." Il est vraisemblable que tous les trois furent en effet des coups, et qu'ils aient été menés par le même gouvernement de facto. Les deux premier sont les sujet de bien de bons livres, et d'encore plus de théories.

ÉCHEC ET MAT

CONFIDENTIAL

Est-ce que les déclarations personnelles de Girard à l'effet d'avoir été la victime de contrôle de la pensée et de torture électromagnétique semblent trop irréelles à la lumière du fait que de telles expérimentations ont réellement eu lieu? Il dit que le plus grand défaut de l'efficacité du traitement auquel il a été soumis réside dans l'évaluation "simpliste" de sa personnalité, déclarant "Je ne suis pas meurtrier, ni suicidaire. La C.I.A. peuvent m'assassiner, mais je ne serai jamais l'Automate de personne." Nul doute que bien des individus n'auront pas la même capacité de résister, ni la même force de persévérer.

Quant à pourquoi il est encore en vie; dans les jours où il se rendit compte que la Maison Blanche (ou le FEMA) était en train d'essayer de le "neutraliser", il commença à tenir un journal qui inclut les numéros des plaques d'immatriculation de nombreux véhicules associés à son traitement qui peuvent être retracés directement à la Maison Blanche. Il a fait circuler de nombreuses copies de ce journal pour sa propre protection. Il dit aussi qu'il y a l'horrible possibilité que le procédé de cette torture soit en lui-même gratifiant pour ceux qui l'appliquent, et que pour cette raison ils préfèrent le garder en vie pour pouvoir continuer à le "travailler" plutôt que de s'en débarrasser. Il a été porté à croire, et il croit, que des rapports quotidiens sont préparés sur le progrès de la torture sur des êtres humains avec les armes ELF, et que ces rapports sont disponibles aux sympathisants tordus à l'intérieur du gouvernement comme récompense pour leur patronage à des agences comme la C.I.A..

Girard dit que des attentats ont aussi été tentés contre sa vie avec des armes conventionnelles. il m'a dit que si j'étais incapable de le contacter dans le futur, je devrais m'adresser à ses avocats, car ils sont pleinement conscients de cette situation, il qu'il sauraient s'il est encore en un morceau.

LA LÉGION INVOLONTAIRE

CONFIDENTIAL

Si les déclarations de Girard étaient les seules de cette nature, on pourrait sans risque trouver raison à les mettre en doute, mais elles ne le sont pas. Plusieurs individus, certains avec des profils très publics croient être sujets de ces opérations de contrôle de la pensée, mais ils passent cela sous silence, de crainte que ça pourrait détruire leur crédibilité, ou pire. D'autres, qui dû au comportement antisocial qui amène leurs cas à l'attention du public, sont perçus comme des fous, ou des menteurs. Par exemple, le samedi 17 mars 1984, le San Francisco Chronicle publia un article intitulé "Incident près de la Maison Blanche Des déclarations bizarres d'un homme armé", dans lequel un "fou solitaire" meurtrier supposément typique, qui fut arrêté près de la Maison Blanche, prétendait avoir reçu un implant de localisation/télémétrie sous la forme d'un implant cristallin qui "fonctionne comme une radio à cristaux" Il croyait que des commandes lui intimant l'ordre de commettre des meurtres lui parvenaient à travers cet appareil. Combien d'individus ne connaissant pas les possibilités du contrôle de la pensée, ou le fait même que ce soit possible, pourraient croire de telles déclarations?

Un rapport similaire parut dans le Miami Herald du lundi 24 mai 1984 dans un article intitulé "Pilote de Drogue prétend être pris dans un complot de la C.I.A.". Ancien employé de la C.I.A. de son propre aveu, transporteur de drogues et d'armements, James Petit, prétendait être victime de contrôle de la pensée, avoir reçu un implant cristallin, et savoir l'existence d'un plan de la C.I.A. nommé Opération Boule de Cristal qui était un complot pour prendre le contrôle du Monde en utilisant le contrôle de la pensée. Un article subséquent dans le même journal, le 9 juin 84, déclarait qu'un prise de rayons X n'avait pas permis de trouver l'implant.

Pourtant, un autre article sur Petit, publié dans le National Examiner le 30 avril 1985, rapportait que des radiologues avaient détecté un objet étranger derrière son oreille gauche qui, avaient-ils conclu, "n'avait aucune raison d'être là." L'article incluait une photographie aux rayons X de la "chose" non identifiée. Petit prétendait que l'appareil avait été implanté alors qu'il était traité au Centre des Grands Brûlés de l'Institut de l'Armée Américaine de Recherche Chirurgicale à San Antonio, Texas. Les docteurs de l'hôpital ont confirmé qu'il fut traité à cet endroit jusqu'au 2 juillet 1982. Il croyait que la C.I.A. allait l'utiliser "dans un plan pour tuer quelqu'un".

Petit déclara: "Ce serait une bonne idée d'examiner Sirhan Sirhan, l'homme qui a tué Robert Kennedy pour voir s'il a des implants. James Earl Ray (qui tua Martin Luther King) et John Hinckley (qui tira sur le Président Reagan) devraient aussi être examinés." Les avocats de Petit ont confirmé qu'il avait travaillé pour la C.I.A., et cela fut aussi confirmé par un autre avocat qui représentait un coaccusé dans le procès d'un affaire de drogue. Petit prétend que tout l'incident faisait partie d'un programme bizarre de la C.I.A. du nom d'Opération Boule de Cristal dont le but était de prendre le contrôle des systèmes politiques et judiciaires du monde par le contrôle de la pensée avant l'an 2000. Il prétendit même avoir trouvé des documents Top Secret contenant des détails du programme dans une poubelle à Key West, en Floride, quelques vingt ans plus tôt.

TRAVERSER L'ESPRIT

CONFIDENTIAL

Dans son livre "Such things are known" (De telles choses sont connues), Dorothy Burdick (un nom de plume, afin de protéger sa réputation de professeur au Foothill College à Santa Clara, Californie) décrit son expérience personnelle en tant que sujet involontaire au contrôle de la pensée. Elle prétend avoir été la cible d'expériences de "lecture de la pensée" et de "transmission de voix" conduites par le Defence Advanced Research Projects Agency (DARPA). Utilisant un Superordinateur Cray faisant fonctionner un programme complexe de reconnaissance de structures, l'agence était capable de lire les ondes cérébrales de Dorothy et d'insérer des pensées dans son cerveau plus vite qu'elle ne pouvait les traiter. Elle raconte que ces pensées étrangères "lui venaient à l'esprit", littéralement.

Apparemment, quand on parle, les nerfs contrôlant les cordes vocales, la bouche et la langue sont activés en proportion des nombreuses directions et tensions vers lesquelles chaque muscle reçoit l'ordre de bouger. Ces structures, ou motifs, surviennent *que les mots soient prononcés ou non*. Le processus de la pensée requiert qu'on se parle à soi-même afin que l'esprit puisse fonctionner consciemment. Ceci s'appelle "pensée sub-vocale". Essayez seulement de penser sans vous "parler à vous-même" si vous ne le croyez pas. Les motifs d'ondes cérébrales produits dans ce procede neurologique peuvent apparemment être lus en utilisant une forme d'appareil de surveillance à distance et peuvent révéler toutes les pensées d'un individu.

Le Los Angeles Times publia un article le 20 août 1992 intitulé "Des caméras qui captent des images de la pensée" qui déclare "Des savants ont été capables de voir directement les procédés de pensée humaine, retraçant les motifs complexes de réactions chimiques et électriques à de petits amas de cellules cérébrales.; Les chercheurs ont utilisé une caméra comparativement simple qui capte les différences subtiles trop petites pour être vues par l'oeil humain dans la lumière réfléchie sur la surface du cerveau à mesure que la pensée est accomplie. Ils ont dit que le procédé va permettre de dresser une carte beaucoup plus précise des procédés de la pensée et des activité physiques d'endroits spécifiques du cerveau." William H. Theodore, un neurologue de l'Institut National des Maladies Neurologiques et des Attaques commenta: "C'est une technique très intéressante. L'avantage est que ça enregistre des changements très rapides des fonctions du cerveau. Je crois que cela va permettre aux chirurgiens de mieux déterminer les régions de la parole."

Cette technique est maintenant du domaine public, alors serait-il vraiment surprenant que le DARPA, qui a dépensé des milliards de dollars à développer des superordinateurs à traitement parallèle, et sur de la recherche sur la reconnaissance de motifs (pour utilisation éventuelle dans des avions de combat), ait découvert comment appliquer cette technologie à des opérations plus sinistres? Après tout, le mandat de cette agence est de développer des armes plus efficaces afin d'armer les industries américaines de Défense et d'Intelligence.

CONFIDENTIAL

LA VRAIE "GUERRE DES ÉTOILES"

Des combinaisons de radiation électromagnétiques et d'hypnose ont aussi été le sujet de recherches intensives. En 1974, le chercheur J. F. Shapitz dit de l'un de ses projets de recherche: "Dans cette enquête il sera démontré que la parole de l'hypnotiseur peut aussi être transmise par de l'énergie électromagnétique modulée directement dans les parties subconscientes du cerveau humain, c'est-à-dire sans l'emploi d'appareils techniques pour recevoir ou décoder les messages et *sans que le sujet visé n'ait le loisir de contrôler consciemment l'entrée de l'information. On peut s'attendre à ce qu'ils rationalisent leur comportement et qu'ils le considèrent comme venant de leur propre volonté.*

N'importe qui enquêtant sur le soi-disant phénomène de "channelling" serait sage de prendre en considération ce sujet de recherche. Il est intéressant de noter que le nombre de gens qui se considèrent des "channellers" ait grimpé rapidement depuis que ce type de recherche est entrepris. Il est étrange de constater à quel point leurs messages sont similaires, sans égard à "l'entité" qu'ils prétendent être à la source de leur "conseils divins". Je suggérerais à tout individu qui considère le contenu d'information "channellée" d'être vigilant et d'évaluer de façon critique si le message "reçu" est bénéfique, dans un sens non égoïste, ou s'il servirait à évoquer des schémas de pensée qui serviraient le Nouvel Ordre Mondial.

Le Sydney Morning Herald publia un article, le 21 mars 1983, qui ajoute du poids à cette hypothèse. L'article expliquait qu'un document intitulé "Les Soviets envahissent la Pensée Humaine" avait été présenté au journal par le Dr. Nassim Abd El-Aziz Neweigy, Assistant Professeur à la Faculté d'Agriculture de Moshtohor Tukh-Kalubia, en Égypte. Il est intéressant de citer cet article, bien que la grammaire soit un peu bizarre.

"Les Soviets ont manufacturé, ou même importé, les ordinateurs avancés et les ont remplis avec des données *psychiques* précises basées sur leurs études de l'anatomie et de la biologie du corps humain, et de leurs études sur l'anatomie, la chimie et l'électricité du cerveau humain. Ces ordinateurs ont été remplis, aussi, avec les différents langages et leurs significations. Les dialectes des peuples ont été entrés à partir de satellites. Les Soviets ont commencé à nourrir les ordinateurs de programmes objectifs."

"Il semble que les Soviets aient eu recours à la méthode suicidaire dans la société humaine en allouant un rayon électronique pour plusieurs personnes dans de différentes sociétés. De tels rayons sont activés par la mémoire des ordinateurs qui contiennent beaucoup de données sur les êtres humains et leurs langages. *Ces rayons 'entrelacent et s'entremêlent avec la pensée naturelle pour former une pensée diffuse artificielle. À travers de tels moyens férocement anti-humanitaires, les groupes extrémistes sont fabriqués, les troubles et les désordres sanglants sont provoqués par des télé-moyens avancés via satellite, dans plusieurs pays de l'Asie, de l'Afrique, de l'Europe et de l'Amérique Latine.*"

RWANDA
AFRIQUE DU SUD?

L'éditeur de la rubrique dans laquelle l'article fut publié déclarait même: "Nous pensons que ce sont des points trop importants pour les ignorer." Je pense que c'est une façon conservatrice de le dire. Une possibilité déroutante, étant donné l'information que nous avons en main, est que les individus impliqués dans cette opération gigantesque de contrôle de la pensée puissent être eux-mêmes programmés, et ne se rendre même pas compte de ce qu'ils sont en train de faire.

LE NOUVEAU CHAMP DE BATAILLE MENTAL

CONFIDENTIAL

Dans l'édition de décembre 1980 du journal Military Review, de l'Armée Américaine, un article du Lt. Col. John B. Alexander intitulé "Le nouveau Champ de Bataille Mental: Beam me up, Spock", apportait de nouveaux détails concernant les capacités techniques présentement disponibles aux contrôleurs. Il écrit: "Plusieurs exemples vont démontrer les domaines dans lesquels des progrès ont étés accomplis (...) Le transfert d'énergie d'un organisme à un autre (...) La possibilité de guérir ou de causer des maladies peut être transmise à distance, causant ainsi des maladies ou la mort sans cause apparente (...) Des modifications télépathiques de comportement, qui incluent la possibilité de provoquer des états hypnotiques à des distances de plus de 1000 kilomètres ont été rapportées. L'utilisation de l'hypnose télépathique détient aussi un important potentiel. Cette possibilité pourrait permettre aux agents d'être profondément placés sans la conscience de leur programme. en termes cinématographiques, le Candidat Mandchou vit et n'a même pas besoin d'un appel téléphonique. D'autres techniques d'influence d'esprit à esprit sont considérées. Si elle est perfectionnée, cette capacité pourrait permettre le transfert direct de la pensée via la télépathie d'un esprit, ou groupe d'esprits, à un public-cible choisi. *Le facteur intéressant est que le récepteur ne sera pas conscient du fait que des pensées lui sont implantées d'un source externe. Il ou elle pensera que ces pensées lui sont propres.*"

S'il est possible de communiquer des "pensées artificielles" dans le champ morphogénique via satellite, alors *le contrôle de la pensée de la planète entière est possible.* La seule résistance d'un individu serait alors de constamment remettre en question la motivation derrière ses pensées, et de ne pas agir sur des pensées qu'ils considèrent être à l'extérieur des limites de leurs propres principes "éthiques et moraux." Encore une fois, il est sage de considérer comment la télévision, la publicité et les diverses formes de pression sociale sont constamment utilisées pour manipuler ces limites.

UN ORDRE DONT ON PEUT SE PASSER

CONFIDENTIAL

La technologie de contrôle de la pensée est une *réalité.* Certaines techniques sont utilisées secrètement sur des particuliers, et d'autres sont utilisées ouvertement sur la planète au complet. Allez seulement allumer la télévision. Voilà la plus efficace d'entre toutes!

Et pendant qu'on secoue la tête, incrédules, devant les horreurs qu'on nous montre aux nouvelles, n'oubliez pas ces vieux principes: ***feed-back, renforcement, conditionnement***, en vous lamentant "pourquoi ces gens font-ils ces chose horribles?" Il serait raisonnable de considérer que "ces gens" reçoivent plus qu'un petit coup de pouce de la part de nos Big Brothers. Après tout, à moins que l'Ancien ordre Mondial ne devienne le pire Ordre qui soit, pourquoi en voudrions-nous un Nouveau?

Je vous laisse avec cette dernière citation. Elle fut dite par Zbigniew Brzezinsky, ancien Conseiller en Sécurité Nationale de Jimmy Carter, dans son livre "La Société Technotronique", qui est presqu'un texte biblique pour les proposants du Nouvel Ordre Mondial. Brzezinsky, le fondateur de la tristement célèbre Commission Trilatérale, a joué un rôle clé dans la campagne électorale de 1988 de George Bush en tant que conseiller en politique étrangère (ça semble un peu bizarre pour un ancien Conseiller en Sécurité Nationale Démocrate, non?), et est un infatigable promoteur d'une philosophie de Gouvernement Unique/Nouvel Ordre mondial:

> *"Dans la société technotronique, la tendance semblerait aller vers le rassemblement du support individuel des citoyens non coordonnés, facilement à la portée d'individus aux personnalités magnétiques et attirantes exploitant efficacement les dernières techniques de communications pour manipuler les émotions et contrôler la raison."*

MINUIT MOINS UNE

Comme le Lt. Col. Alexander l'a dit dans le sommaire de son article du Military Review, "L'information présentée ici sera considérée par certains comme ridicule parce qu'elle ne se conforme pas à leur vision de la réalité, mais certaines personnes croient encore que la Terre est plate."

CONFIDENTIAL

RÉFÉRENCES ET BIBLIOGRAPHIE:

1. Effects of GHz Radiation on the Human Nervous System: Recent Developments in the Technology of Political Control. Auteur: Harlan E. Girard, Philadelphie, PA, USA. Présenté à l'Atelier de Recherche Avancée de l'OTAN sur les Phénomènes Cohérents et Émergents dans les Systèmes Biomuléculaires, Université de l'Arizona, 15-19 janvier, 1991.

2. Terminal Behaviour Experiments by the Central Intelligence Agency under William Casey and Judge Webster. Auteur: Harlan E. Girard, Philadelphie, PA, USA. janvier 1989, révision février 1991.

3. Correspondance avec Stuart R. Hammeroff, Université d'Arizona, Centre des Sciences de la Santé, Collège de Médecine, Département d'Anesthésiologie, Tucson, Arizona. 24 Janvier 1992.

4. The Body Electric: Electromagnetism and the Foundation of Life. Auteurs: Robert O. Becker. M.D et Gary Selden. Éditeur: William Morrow and Co., Inc. New York, 1985. pp. 317-326.

5. Operation Mind Control. Auteur: Walter Bowart. Éditeur: Fontana/Collins, USA, Grande-Bretagne, 1978.

6. The Mind Manipulators. Auteurs: Alan W. Scheflin et Edward M. Optor Jr. Éditeur: Paddington Press Ltée., New York et Londres, 1978.

7. Discussion et Correspondance avec Steve Bush, Informaticien, Californie, USA. Janvier/février 1992. (Remerciements Spéciaux)

8. Document BBS: Update on Mass Killings. Recherche: W. M. Cooper, Arizona, USA, 1992.

9. There's more to your mental ill-health than you think: What you are feeling could be the result of the violence-inducing nature of psychiatric drugs. Éditeur: The Citizen's Committee on Human Rights, Bulletin d'octobre/novembre 1990. Australian National Office: 201, Castlereagh St., Sydney, NSW, 2000.

10. Mass Murderers in White Coats. Auteur: Lenny Lapon, reparu dans Matrix II. Éditeur: Arctus Book Service, juillet, 1990.

11. Journey Into Madness: Medical Torture and the Mind Controllers. Auteur: Gordon Thomas. Éditeur: Corgi Books, UK, 1989.

12. New Documents Confirm CIA Links to "Deep Sleep" Psychs: Evidence Grows of International Psychiatric Collaboration. Éditeur: The Citizen's Committee on Human Rights, dans "Freedom", Vol. 7 No. 2.

13. Anti-Religious Movement: Contemporary Terrorism, Kidnapping and Psychiatric Brutality. Éditeur: The Citizen's Committee on Human Rights, dans "The Journal of Personal Freedom".

14. Mind Control. Auteur: Larry Collins. Éditeur: Playboy Magazine, janvier 1990 (édition US), mars 1990 (édition Australienne).

15. Behold a Pale Horse. Auteur: William Cooper. Éditeur: Light Technology Publishing, Sedona, Arizona, 1991.

16. Incident near White House: gunman's Bizarre Claims. Éditeur: San francisco Chronicle, samedi 17 mars 1984.

17. Drug Pilot says he's caught in a CIA plot. Auteur: Al Messerschmitt. Éditeur: Miami herald, 28 mai 1984.

18. X-Ray surgery fails to find bug in man. Auteur: Bill Leuning. Éditeur: Miami Herald, 9 juin 1984.

19. Former Drug Pilot says Operation Crystal Ball is a plot to take over the World. Auteur: Jim Leggett. éditeur: The National Examiner, 30 avril 1985.

20. Such Things Are Known. Auteur: Dorothy Burdick. Éditeur: Vantage Press, USA, 1985.

21. camersa Record Images of Thought. Éditeur: Los Angeles Times, 20 août 1992.

22. The Soviet and Invading the Human Mind. Éditeur: Sydney Morning Herald, rubrique Stay In Touch. Art. de Réf.: The March of Science. 21 janvier 1983.

23. operation Mind Control, Part 1-Update. Enregistrements d'Archives de Dave Emory. Distributeur: Archives on Audio, C.P 170032, San Francisco, CA. 94117-0023. Tél. (415) 346-1840.

24. The New Mwntal Battlefield: Beam Me Up, Spock. Auteur: Lieutenant Colonel John B. Alexander, Armée US. Éditeur: Military Review, décembre 1980. Journal officiel des Forces Armées.

25. Soviet and Czechoslovakian Parapsychology Research, Déclassifié. Éditeur: Defence Inteloligence Agency, Washington DC, 1975.

26. Controlled Offesnive Behaviour-USSR. Déclassifié. Auteur: Capt. John D. Lamothe, Officier d'Intelligence Médicale. Dép. de l'Armée. Éditeur: Defence Intelligence Agency, Washington DC, 1972.

27. Paraphysics R&D-Warsaw Pact. Déclassifié. Éditeur: Defence Intelligence Agency, Washington DC, 1978.

28. Biological Effects of Electromagnetic Radiation (Radiowaves and Microwaves), Eurasian Communist Countries. Déclassifié. Éditeur: Defence Intelligence Agency, Washington DC, 1976.

29. Mocrowave Auditory Effects and Applications. Auteur: James C. Lin, Ph. D., Thomas Springfield, Il., USA, 1978.

30. Veil: the secret Wars of the CIA 1981-87. pp. 124. Auteur: Bob Woodward. Éditeur: Simon et Shuster Ltd., Londres 1987.

31. Mind Control. Auteur: Peter Schrag. Éditeur: Marion Boyars Publishers Ltd.Lon

LES SERVICES SECRETS DES VACCINS:

La raison d'un tel Titre: "Les Services Secrets des Vaccins" est dûe, en grande partie, aux difficultés sans bornes que j'ai dû affronter pour n'obtenir,en fin de compte, que très peu d'information concernant, d'une part, la Compagnie qui avait fabriqué le vaccin contre la "Méningite" qui avait servi à vacciner une très grande partie du Québec vers la fin 92, et d'autre part, le climat de paranoïa auquel je me suis heurté en essayant d'obtenir de l'information sur le contenu même du vaccin.

A la suite d'une très longue série de téléphones, en Octobre 1993, je finis par obtenir le nom de la compagnie s'étant personnellement occupée de ce vaccin:"La Connaught Laboratories" située à Willowdale en Ontario. Par après, j'ai communiqué avec le Ministère de la Santé et des Services Sociaux du Québec afin de pouvoir obtenir plus amples informations concernant le climat dans lequel avait été décidé une vaccination aussi importante.

Car, il faut bien l'avouer, les rapports reçus des Etats-Unis en rapport avec les différentes expérimentations médicales et autres pour parvenir à contrôler politiquement les populations me faisait craindre le pire quant au contenu du Vaccin administré à l'ensemble de la jeunesse québécoise. Et la lettre reçue du Ministère, et le silence de ce dernier à plusieurs de mes questions, ne faisaient que renforcer ce sentiment chez moi.

La lettre publiée intégralement rapporte qu'un Groupe spécialiste fut directement responsable de la décision du Ministère d'aller de l'avant avec la campagne de vaccination. Pourtant, lors d'une conversation téléphonique avec la responsable au Ministère, il ne me fut jamais possible, ni de savoir qui était à la tête de ce Groupe, ni qui composait ce Groupe, ni encore de connaître les résultats sur lesquels ce Groupre se basa pour conseiller le Ministère de faire vacciner presque tout le monde à l'époque. Ce qui, là encore, était loin de me rassurer.

En outre,ma question à savoir que la supposée épidémie avait commencé dans la région de Hull, mais n'avait pas traversée le pont pour aboutir en Ontario me vala une réation presque violente où il me fut conseillé de m'informer directement au Ministère de la Santé de l'Ontario à ce sujet.

En bout de ligne,on me fit clairement entendre que la conversation avait déjà assez duré.

Ce fut donc à la suite de ce téléphone que je communiquai directement avec la Salle des Nouvelles de Radio-Canada où je pus m'entretenir avec Martine Turcotte. Cela se passa en date du 16 Novembre 1993. Après l'avoir eu informée à propos de mes difficultés à obtenir de l'information adéquate sur ce qui s'était réellement passé en 1992 au sujet du "Vaccin", et l'avoir entretenue sur les informations que je possédais au sujet des "Cristaux Liquides" pouvant être séparés, et administrés en deux vaccins distincts, elle me dit de recommuniquer avec elle le lendemain. Lors de l'autre entretien téléphonique, elle dû m'avouer qu'aucun, mais là, absolument aucun Journaliste, à l'époque, n'avait fait d'enquête dans le but de connaître les résultats des analyses produits par le Groupe de Spécialistes qui conseilla le Ministère d'aller de l'avant avec la Vaccination contre la Méningite. Elle précisa que les Journalistes s'étaient tout simplement satisfaits du "Communiqué de Presse"--ci-inclus plus loin-- que le Ministère avait fait parvenir à la Presse.

Quant aux "Cristaux Liquides", elle ne possédait aucune information à ce sujet, mais me fit part qu'une rumeur était véhiculée à la Salle des Nouvelles comme quoi il était question d'une autre campagne de vaccination, et que certains craignaient les réactions secondaires dûes à la combinaison des deux vaccins en question.

D'un autre côté, je fais ici une parenthèse pour indiquer que mes différents contacts avec la "Connaught Laboratories" pour obtenir des informations publiques à son sujet se solvèrent par une méfiance difficilement compréhensible.

Entre-temps, par le biais de Statistiques Canada et de leur publication "Liens de Parenté entre les Compagnies", j'avais appris qui au juste détenait les parts de la Connaught Laboratories.

CDC LIFE SCIENCES INC. (Statistiques Canada, 1987).

CAN-763-Qué-19.3%-INV- La Caisse de Dépôt et de Placement du Québec.
FRA- -FRA-12.6%-INV- Institut Mérieux S.A.
CAN-869-ONT-100% -153323 Canada Inc.
CAN- -ONT-100% -02-691526 Ontario Inc.
CAN-864-Qué-100%- 02-Bio-Research Laboratories Ltd.
CAN-727-Qué-100%- 03-Steele Cheminals Co. Ltd.
CAN-374-ONT-100%- 02-*CONNAUGHT LABORATORIES LTD.
CAN-756-ONT-100%- 03-Connaught Biologics Ltd.
CAN-374-ONT-10% - 04-K-Vet Ltd.
CAN- -USA-100%- 03-Connaught Laboratories Inc.
USA-756-Qué-35.4%-D-02- Laboratoires Nordic Inc.

LABORATOIRES NORDIC.

CAN-763-Qué-14.6%-INV-Caisse de Dépôt et de Placement du Q-ébec.
CAN-756-ONT-35.4%-CDC Life Sciences Inc.
USA- -USA-50.0%-Marion Laboratories Inc.
USA-756-Qué- -Laboratoires Nordic.
USA-793-Qué-100%-Canada Pharmacal Co. (1975) Ltd.

*Connaught Laboratories appartient, comme on peut le voir ci-haut, à la CDC Life Sciences Inc.

Si l'on regarde du côté des Codes, 763 indique: Fonds d'investissements Gouvernementaux; 869: Autres Services extérieures des compagnies; 864: Services techniques;727 Soc. pour le financement des entreprises; 756: Soc. d'investissement et de Gestion 374: Manufacturier de produits médicaux et pharmaceutiques; 793: Agence de développement immobilier, l'on est frappé par les % d'appartenance avec la Caisse de Dépôt et de Placement du Québec par la même CDC Life à qui est redevable la Connaught Laboratories.

A la même époque, je communiquai avec le Ministère de l'Industrie, du Commerce et de la Technologie du Québec, Direction régionale de Montréal qui ne put que me communiquer peu d'informations, et me referá à l'Inspecteur des Institutions Financières du Canada.

Ce dernier, de son côté, me fit part que les compagnie mentionnées--p.41--,n'étant--supposément--pas régies par leur Bureau, n'étaient par conséquent pas listées. Alors, mais à qui donc ces mêmes compagnies paient-elles leurs Impôts?

Donc, d'un fonctionnaire à l'autre au fil des Fax, des téléphones,des jours, --ça doit être ça la Démocratie: "Avoir la liberté de perdre une partie de sa vie à chercher des informations publiques"!--je finis par me faire diriger vers l'ORDINATEUR!!! (le Service de Recherches Fédérales RADAR), Industrie, Science et Technologies, Ottawa. Les Fonctionna-res y travaillant (???) ne voulurent jamais me donner une réponse par Fax, mais me firent savoir qu'ils ne possédaient absolument aucune information concernant les compagnies mentionnées à la page 41.

A la fin, presque à bout de souffle, et surtout, découragé de voir que la pratique de la Démocratie exigeait autant de temps, d'énergie et de dépenses, j'aboutis au CRIQ (Centre de Recherche Industrielle du Québec) et au Bureau de l'Inspecteur des Institutions Financières du Québec qui, à mon étonnement, me fournirent plusieurs des informations que je désirais.

Mais, quant à savoir les liens "MILITAIRES" possibles entre la Connaught Laboratories et l'Institut Mérieux__autre compagnie ayant aussi fourni un Vaccin contre la Méningite__; liens existant aussi avec la CIA et le Centre de Recherches Médicales Militaires des Etats-Unis, alors, cela était une autre paire de manche!

MANIPULATION POLITIQUE DE LA VACCINATION

La population n'est pas informée adéquatement;

La population est à la mercie de Décisions gouvernementales non vérifiées;

La population est à la mercie des Monopoles Pharmaceutiques dont les "Vaches à lait" sont les Centres Hospitaliers, les CLSC et les Centres et les Foyers d'Accueil. A leur tour, les "Vaches à lait" de ces Centres de la (Santé?), sont les personnes âgées__consommateurs soumis aux prescriptions de tous genres__,et les jeunes enfants__les champions-consommateurs des Vaccins!!!__.

Par conséquent, la population du Québec est en danger!

Ce qui vient renforcer, voire même confirmer ces assertions, c'est l'analyse du "Contexte Politique" prévalant lors de la "Campagne d'Immunisation Systématique de la Population Québécoise". Et à ce propos, les contradictions et les incohérences qui en ont fait partie sont légions. Par exemple:

Pourquoi la décision concernant la dernière campagne de vaccination massive au Québec contre la méningite fut-elle avant tout une décision politique et non plutôt, une décision médicale? __Depuis quand est-ce que les politiciens se font-ils passer pour des Spécialistes des questions médicales???__

D'ailleurs, cette question était commune à l'ensemble des médecins au lendemain de cette décision gouvernementale d'aller de l'avant avec une campagne de vaccination massive contre la méningite. En d'autres mots, cela signifie que la majeure partie des médecins du Québec était contre une telle campagne de vaccination décidée par des Fonctionnaires gouvernementaux, et au profit de Monopoles Pharmaceutiques!

En outre, le Dr. Christiane Laberge ne se gêna aucunement pour dire, dans un article paru, que sa fille de cinq ans courait autant de risques d'attraper la méningite que de se faire un jour frapper par un train...

Combien de personnes risquent un jour, au cours de leur vie, d'être frappées par un train?

Voici un court extrait d'un "Document du Gouvernement du Québec, Ministère de la Santé":

> "Le Dr. Gilles Delage y suggère qu'il est contre-indiqué de vacciner les enfants en bas âge (6 mois et moins) parce que cela représente une réduction appréciable de (Tolérance immunitaire) suivant la vaccination chez ces jeunes enfants."
>
> A cela, le gouvernement répondit: "Nous aimerions obtenir plus de précisions concernant ce phénomène. Quelle serait au juste la durée de cette réduction? Et le médecin, surtout au niveau privé, doit-il être mis au courant d'une telle contre-réduction?"
>
> Et plus loin, dans le même Document gouvernemental, on retrouve ceci: "Y a-t-il dimunition transitoire de l'immunité suivant la vaccination chez les enfants âgés de 6 à 24 mois? Quelle serait le risque associé à une telle dimunition? Serait-il nécessaire d'avertir les parents et les vaccinateurs d'un tel risque?"

Ici, on se retrouve véritablement face à un phénomène de démence semblant être motivé par des Intérêts particuliers, et non pour la protection de la population. Pourquoi? Parce que tout simplement, il existe plus d'une étude scientifique dans les milieux médicaux internationaux prouvant, hors de tout doute, que la vaccination des enfants âgés de moins de deux ans est, non seulement très dangereuse pour ces mêmes enfants, mais encore, celle-ci attaque directement le système immunitaire de ces mêmes enfants. Ces études furent publiées et commentées, dans le passé, dans plusieurs Journaux Médicaux de différents pays.

Alors, ici, dans le cas des décisions prises par le gouvernement du Québec en faveur d'une campagne de vaccination massive, et du jeu du chat et de la souris pratiqué par ce même gouvernement en vue de détruire les arguments des opposants à une telle campagne, on est en droit de se demander quels étaient les intérêts que le gouvernement cherchaient à protéger dans une telle campagne de vaccination? D'autant que ce même gouvernement favorisa un "Groupe particulier de supposés Spécialistes" pour le conseiller au détriment, et à l'encontre de l'opinion de l'ensemble des médecins du Québec! (voir plus loin, p.48-50)

Et que le gouvernement se demande si oui ou non il doit informer les parents et les vaccinateurs de tels risques démontre bien, encore une fois, que celui-ci semblait beaucoup plus préoccupé à protéger des (INTERETS) qui ne semblaient en aucune manière être ceux de la population visée par cette vaccination massive.

Ce qui vient renforcer cet argument, ce fut le rejet catégorique qu'opposa le gouvernement aux spécialistes du monde médical qui firent connaître leurs préoccupations légitimes dans un article publié par le Journal La Presse du mardi 4 février 1992 que l'on retrouve plus loin aux pages 51-52.

Le choc en est d'autant plus brutal que ces Spécialistes (non répertoriés par le gouvernement) déclarent, entre autres:

> "...l'expérience mondiale dans l'utilisation de ce vaccin est relativement limitée...
>
> "Le vaccin ne protège pas contre tous les sérogroupes de méningocoque impliqués dans des infections invasives...
>
> "La protection conférée par le vaccin antiméningococcique est de courte durée...
>
> "...il n'est pas recommandé de procéder à une vaccination systématique de la population...Ceci est l'opinion unanime des autorités de santé publiques au Canada et aux Etats-Unis...
>
> "...le réseau de santé publique a décidé d'intervenir à un niveau qui est considéré en-dessous des seuils d'interventions utilisés par beaucoup d'autorités..."

Ceci est assez clair: "Le Gouvernement a décidé d'aller de l'avant avec une campagne massive de vaccination, et cela, à l'encontre même des avis de différents spécialistes du monde médical au Québec, et à l'étranger. POURQUOI???

Par ailleurs, les Documents répertoriés aux pages 53-60 démontrent bien, à leur tour, que la nécessité d'une telle vaccination est très loin d'être démontrée, mais encore, que seul le gouvernement semble y être fortement favorable (pp.53-54: "Lettre Ministère de la Santé et des Services Sociaux"). Et quant au document répertorié à la page 60, celui-ci fait ressortir que l'efficacité du vaccin pour le groupe d'âge de 6 mois à deux ans n'est pas démontrée de façon précise.

Alors, encore une fois, qui le gouvernement cherchait-il à berrer au juste,et quels sont exactement les (INTERETS) qui étaient largement favorisés par une telle vaccination?

Et la liste des contradictions est très loin d'être terminée.

Lors de l'annonce officielle de la vaccination massive au Québec, plusieurs médecins s'y sont fortement objectés. Mais la décision relevait du gouvernement, et la vaccination, bon gré malgré fut dès lors prise en charge par le personnel infirmier. Les médecins n'ont même pas été consultés, et même mis à l'écart de plusieurs CLSC, surtout lorsqu'ils commencèrent à s'objecter sur la nécessité d'une telle vaccination de masse. Plusieurs publièrent même leur désaccord dans des journaux, mais ceux-là reçurent l'ordre de se taire de la part de leur Corporation.

D'ailleurs les CLSC, pour ceux qui ne le savent pas, sont des prolongements de l'univers (très Fonctionnarisme) du Gouvernement. En d'autres mots, ceci veut dire que les CLSC n'ont pas à coeur, en premier lieu, votre Santé ou votre Bien, mais plutôt la stabilité du pouvoir politique gouvernemental. Tant les CLSC que les Centres et les Foyers d'Accueil, les Centres de Services Sociaux et le Réseau Officiel des Fammilles d'Accueil sont des "Filiales de Renseignement Gouvernemental" pour la stabilité du pouvoir politique en place. Par le biais de ces Organismes Gouvernementaux présentés comme étant des Centre d'Aide à la population, on fiche en détails chaque individu sur les mondres racoins de sa vie privée; le tout étant par la suite informatisé dans les Ordinateurs du Gouvernement! A ce sujet, il n'y a qu'à se reporter au Document de la page 61 démontrant le rôle qu'avait, et que devait jouer les CLSC lors de la campagne de vaccination massive. Le contenu de cette lettre-directive parle par lui-même!

Saviez-vous qu'aucune LOI n'oblige qui que ce soit à se faire vacciner? Pourtant la plupart des Etablissements de Santé affirmaient à la population que la vaccination était obligatoire; même que des pressions faites sur des patients qui refusaient d'être vaccinés furent rapportés par plus d'un. En outre,plusieurs personnes me rapportèrent personnellement les combats qu'ils dûrent mener contre des Institutions scolaires parce qu'ils étaient contre la vaccination.

Autre contradiction frappante. Des rapports officiels du Gouvernement, Direction de la Protection de la Santé Publique, datés du 21 décembre 1992,affirmèrent que sur les 300,000 doses administrées au Québec, aucune réaction grave entraînant des séquelles n'avaient été rapportées.

Pourtant, deux questions se posent ici. Un Document Officiel du Gouvernement Fédéral "Rapport d'Incident Adverse relié à l'administartion d'un Vaccin", (plus loin, p. 62) fut confidentiellement envoyé aux différents Centres de Vaccination énumère chacune des conséquences pouvant résulter de l'administration du Vaccin. De plus, en désaccord avec la note gouvernementale du 21 décembre 1992,deux Documents Hospitaliers se reférant aux même cas font clairement ressortir des conséquences directes reliées à la campagne de vaccination massive contre la méningite (pp.63-64). Et ce cas, comme me l'a fait remarquer une professionnelle des milieux de la Santé, est l'un des 400 cas tenus confidentiels par les Autorités au Québec.

Autre fait notoire. Comment se fait-il que des enfants de certaines régions, au Québec, furent vaccinés avec un type de vaccin différent que recevait des enfants d'autres régions dans la même période?

Un grand nombre d'infirmières et de médecins se sont demandés, à juste titre par rapport à cette vaccination, comment il se faisait qu'un "Protocole particulier" était rendu nécessaire pour l'administrer? Elles étaient d'autant plus en droit de se poser une telle question, que leur formation les avait déjà préparées à administrer des vaccins. Alors, pourquoi un "Protocole Spécial?" Ce Protocole était d'ailleurs prévu par le Gouvernement pour cette injection spécifique. On retrouve l'ensemble de ce "Protocole", plus loin, aux pages 65-98.

Par ailleurs, fait des plus inusités, la manière, dans certains cas, et pour un Vaccin en particulier, qu'il fallait incliner la seringue avec un angle particulier pour injecter ce vaccin spécial. De plus, la pression très forte qu'il fallait appliquer, pendant plusieurs secondes, à l'endoit même où l'injection avait lieu. Et, par la suite, l'aiguille de la seringue qu'il fallait retirer très rapidement.

Ce fait rattaché au "Protocole Spécial" est d'autant plus étrange dans l'administration d'un vaccin contre la méningite qu'il ressemble en tous points à la manière que doit être injecté un "Implant Electronique" servant à l'identification personnelle, et fabriqué, entre autre, par la Texas Instrument. La méthode est aussi semblable à celle utilisée pour l'injection de "Cristaux Liquides" afin d'empêcher leur retour dans la seringue.

ATTENTION! Nous n'affirmons aucunement que cela fut le cas lors de l'injection de ce Vaccin à "Protocole Spécial", mais nous ne pouvons aucunement passer sous silence la ressemblance frappante existant entre ce "Protocole" et celui utilisé dans le cadre de l'injection d'Implants Electroniques devant servir à l'identification des sujets injectés, mais encore, à leur repérage par satellite, ainsi qu'au "Contrôle direct de l'Individu pour des fins Politiques".

Ce "Protocole" sur l'angle à utiliser lors de l'injection de ce vaccin est démontré aux pages 84-85 du présent document.

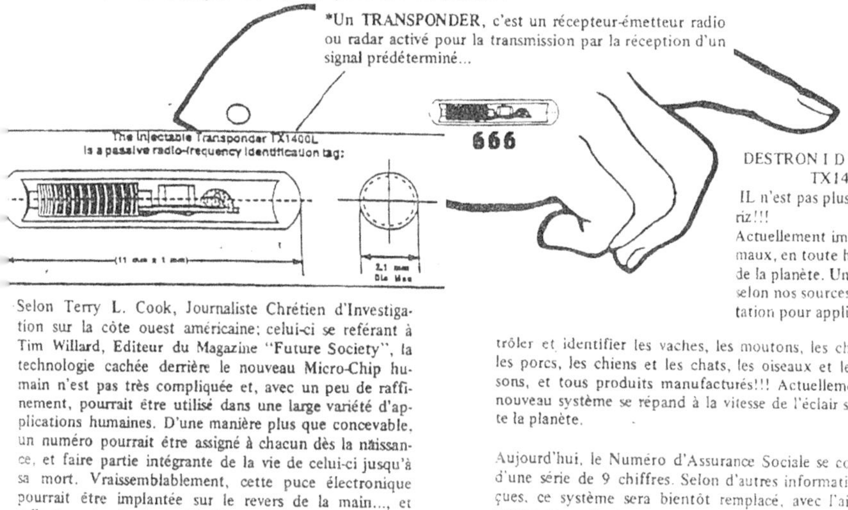

DESTRON I D TRANSPONDER
TX1400L
IL n'est pas plus gros qu'un grain de riz!!!
Actuellement implanté sur tous les animaux, en toute hâte, sur toute l'étendue de la planète. Une nouvelle version est, selon nos sources, en phase d'expérimentation pour application sur l'être humain

Selon Terry L. Cook, Journaliste Chrétien d'Investigation sur la côte ouest américaine; celui-ci se reférant à Tim Willard, Editeur du Magazine "Future Society", la technologie cachée derrière le nouveau Micro-Chip humain n'est pas très compliquée et, avec un peu de raffinement, pourrait être utilisé dans une large variété d'applications humaines. D'une manière plus que concevable, un numéro pourrait être assigné à chacun dès la naissance, et faire partie intégrante de la vie de celui-ci jusqu'à sa mort. Vraissemblablement, cette puce électronique pourrait être implantée sur le revers de la main..., et celle-ci pourrait servir de "Carte d'Identification Universelle"; ce qui remplacerait les cartes de crédit, les passeports, les permis de conduire, etc... Au super-marché, il ne suffirait que de passer le poignet au-dessus d'un "Scanner" pour effectuer ainsi un débit direct sur votre compte bancaire.

D'ailleurs, en ce moment même, en 1993, une compagnie américaine, la DESTRON IDI du Colorado, fabrique et annonce ses "Puces Electroniques d'Identification" (I.D. Chips) globalement via INFOPET et d'autres distributeurs Nationaux et Internationaux. Ces puces, pour l'instant, sont utilisées pour retracer, contrôler et identifier les vaches, les moutons, les chevaux, les porcs, les chiens et les chats, les oiseaux et les poissons, et tous produits manufacturés!!! Actuellement, ce nouveau système se répand à la vitesse de l'éclair sur toute la planète.

Aujourd'hui, le Numéro d'Assurance Sociale se compose d'une série de 9 chiffres. Selon d'autres informations reçues, ce système sera bientôt remplacé, avec l'aide des nouveaux ordinateurs, par une série internationale de "18 Chiffres Numériques": le "MESH-block", une configuration internationale qui permettra de retracer n'importe qui sur la planète. Cette nouvelle série de 18 chiffres sera divisée en trois parties, c'est-à-dire, trois séries de 6 chiffres chacun, soit 6-6-6!

Au moment où vous lisez ces lignes, ces implants de puces électroniques aussi appelées "TRANSPONDERS" sont partout répandues sur la planete pour le controle de l'industrie animale.

Tous ces faits et plusieurs autres que nous pourrions rapporter ici, font clairement ressortir que:

Les Médias d'Indormation furent manipulés par le Gouvernement lors de la campagne de vaccination massive contre la méningite;

Le Journalisme d'Enquête au Québec est absent;

La pratique jounalistique, au Québec, est conçue de manière étroite et très régionale; ce qui a comme conséquences, de favoriser un journalisme à sensations au détriment d'un journalisme professionnel existant pour protéger les intérêts de la population;

Le Gouvernement a imposé de force une vaccination massive avec laquelle l'ensemble du monde médical était en désaccord;

Le Gouvernement n'a pas tenu compte des recommandations de Spécialistes afin d'éviter des réactions secondaires violentes chez les enfants vaccinés de moins de deux ans;

Le Gouvernement s'est refusé à informer adéquatement la population des conséquences secondaires rattachés à ce vaccin, et aux vaccins en général;

Le Gouvernement s'est conduit de manière délinquante et tout à fait dangereuse en refusant de suivre les avis des experts dans le domaine de la santé, et de surseoir ainsi à une telle vaccination massive;

Le Gouvernement, par ses contradictions évidentes dans toute cette affaire, a miné sa propre crédibilité dans la population;

Le Gouvernement, par ces mêmes contradictions, semble avoir portégé des intérêts étrangers au bien-être de sa propre population dont il a le mandat de protéger;

La connaissance des nouvelles Technologies rattachées, tant aux "Cristaux Liquides" qu'aux "Implants d'Identification" semble tout à fait absente des milieux de la Santé qu Québec; ce qui met en danger la population, et ce qui, dans plusieurs cas, peut fausser plusieurs dignanostics dans les domaines de la médecine psychiatrique, de la médecine légale ainsi que d'autres champs de la pratique médicale en général;

Les Monopoles pharmaceutiques semblent avoir préséance, au Québec--cela n'est pas différent ailleurs--, sur le pouvoir politique, et sur le bien être de la population;

A cause de ces Monopoles, les Médecins, les Infirmiers(ères) et le personnel rattaché au monde de la Santé ne représentent plus que de simples fonctionnaires;que des "Automates" devant se restreindre à remplir des prescriptions et des traitements de soins en sachant que dans la plupart des cas ceux-ci sont inefficaces;

Ce même personnel médical est voué, à plus ou moins long terme, à ne devoir appliquer que ce qui est prescrit par les Centre de Recherches financés par les Mopoles Pharmaceutiques, et cela, contre leur propre conscience professionnelle; ce qui aura pour résultat d'entraîner la mort définitive de la pratique médicale devant exister pour soulager, et développer une autonomie chez les patients...

Gouvernement du Québec
Ministère de la Santé et des Services sociaux
Cabinet du ministre

communiqué

TELBEC CODE 1
POUR PUBLICATION IMMÉDIATE

MÉNINGITE À MÉNINGOCOQUE : LE QUÉBEC PROCÈDE À UNE VACCINATION ÉLARGIE

Québec, le 2 décembre 1992 - Le ministre de la Santé et des Services sociaux, monsieur Marc-Yvan Côté, annonce que le gouvernement du Québec a décidé de procéder à une vaccination élargie, mais limitée dans une première étape à certaines régions du Québec.

C'est à la suite de recommandations formulées par le **Groupe technique sur les infections à méningocoque, formé de spécialistes en santé publique,** que le Ministre a recommandé au Conseil des ministres de prendre cette décision aujourd'hui.

"C'est avant tout à titre préventif que cette position a été arrêtée", a expliqué le Ministre, qui a rappelé du même coup que c'est en janvier dernier que le Ministère mettait sur pied, dans la foulée des événements reliés à la méningite au cours de cette période, un groupe technique pour l'aviser concernant le contrôle des éclosions d'infection invasives à méningocoque.

.../2

-2-

Dans le cadre de ses travaux, le Groupe a fait le point et le bilan de la situation et a analysé de façon détaillée les cas rapportés au cours des deux dernières années. La recommandation formulée par le Groupe d'experts tient compte essentiellement de l'activité récente en regard de la méningite de type C dans certaines régions du Québec.

Le Ministre a indiqué que plus de 150 000 personnes, âgées de 6 mois à 20 ans, seront touchées dans un premier temps par cette vaccination. Il s'agit des secteurs de Roberval au Lac St-Jean (36 000), de Valleyfield en Montérégie (40 000), de la Gaspésie, de la Basse Côte-Nord et du territoire Kativik, ces 3 dernières régions étant plus éloignées et, en conséquence, moins faciles d'accès.

D'ici le mois de mars, période plus propice à la propagation de cette infection, on estime dans une seconde phase pouvoir être en mesure de vacciner plus de 1 million et demi de personnes de 6 mois à 20 ans dans toutes les régions du Québec.

Dans tous les territoires concernés, les Départements de santé communautaire du réseau public de la santé seront mis à contribution, de concert avec les CLSC. Les modalités entourant ces vaccinations seront précisées par les DSC. Les Régies régionales assureront quant à elles la coordination de l'opération.

Depuis le début de l'année, la situation épidémiologique établit à 145 cas le nombre d'infections à méningocoque déclarées au Québec, dont 14 ont entraîné des décès. À la même période en 1991 et 1990, on comptait 130 et 109 cas, et 16 et 8 décès.

.../3

-3-

Compte tenu de l'évolution de cette maladie et des observations faites au cours des deux dernières années, les experts prévoient que le nombre d'infections se maintiendra à un niveau encore élevé au cours des 3 prochaines années, ce qui justifie pleinement cette décision dans l'optique de prévenir le plus possible de cas de méningite au Québec.

Cette décision est d'autant plus pertinente que l'immunisation effectuée dans différentes régions depuis 1 an a eu comme conséquence directe de diminuer le nombre de cas sur ces territoires. De plus, cette expérience a permis de constater que les effets secondaires inhérents à cette vaccination sont minimes.

Monsieur Côté a indiqué continuer d'observer, sur une base quotidienne et permanente, la situation et n'hésitera pas à intervenir plus rapidement là où le besoin le justifiera.

-30-

SOURCE: Marie Claire Ouellet
Attachée de presse
(418) 643-3160

Gouvernement du Québec
Ministère de la Santé et des Services sociaux
Cabinet du ministre

Gouvernement du Québec
Cabinet du ministre de la Santé et des Services sociaux; responsable de la Condition des aînés et délégué à la réforme électorale

1075, chemin Ste-Foy, 15e
Québec, QC G1S 2M1
(418) 643-3160
(514) 873-3700
Télécopieur (418) 644-4534

Marie Claire Ouellet
Attachée de presse

Serge Monast
nternationale de Presse Libre

Méningite : pourquoi n'y a-t-il pas d'immunisation systématique ?

LA PRESSE, MONTREAL, MARDI 4 FEVRIER 1992

GILLES DELAGE,
RICHARD MASSÉ,
PHILIPPE De WALS
et ROBERT REMIS

Les auteurs du texte qui suit sont médecins. M. Gilles Delage est attaché au Département de microbiologie et d'immunologie de l'Université de Montréal. M. Richard Masse est chef du Département de santé communautaire de l'Hôpital Général de Montréal. M. Philippe de Wals est directeur du Département des Sciences de la santé communautaire de la Faculté de médecine de l'Université de Sherbrooke et M. Robert Remis est directeur du Bureau régional des maladies infectieuses du Département de santé communautaire de l'Hôpital général de Montréal.

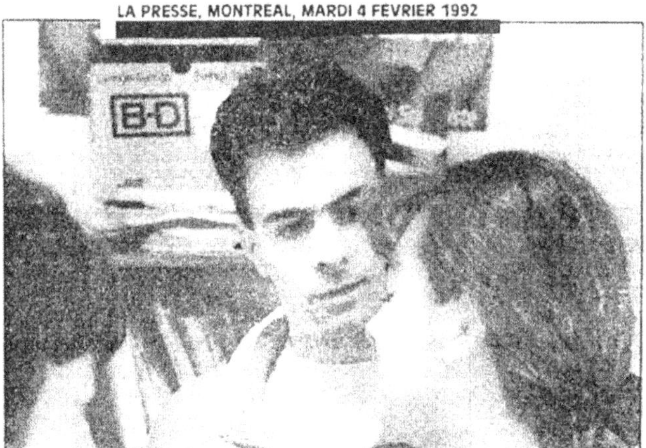

Les récents cas d'infection invasive à méningocoque du groupe C et les décès à la suite de ces infections ont consterné la population du Québec. Certaines questions ont été soulevées sur l'intervention du réseau de santé publique visant à résoudre ce problème. Nous croyons que certaines précisions s'imposent à ce sujet. Nous avons choisi d'énumérer les questions soulevées et d'y répondre.

Q. *«Pourquoi n'y a-t-il pas d'immunisation systématique de la population du Québec contre les infections à méningocoque ?*

R. Il y a quatre raisons pour lesquelles le vaccin contre le méningocoque n'est pas utilisé de façon systématique dans la population :

1) D'abord, la maladie n'est pas fréquente. En période non épidémique l'incidence de la maladie se chiffre à 1 par 100 000 de population par année. Ce qui veut dire qu'une personne a une à trois chances sur 100 000 de développer une infection durant une période d'une an

[illegible] d'immunisation par ce vaccin ait été rapporté dans la documentation médicale, il faut réaliser que l'expérience mondiale dans l'utilisation de ce vaccin est relativement limitée, contrairement aux vaccins utilisés dans le calendrier régulier d'immunisation de l'enfant. Il n'est pas exclu que ce vaccin puisse causer rarement des réactions secondaires mortelles. Il faut tenir compte de ce risque si on envisage la vaccination d'un grand nombre de personnes. [illegible] les risques potentiels de la vaccination sont équivalents aux bénéfices, et en conséquence l'immunisation systématique de la population ne s'impose pas.

Le vaccin ne protège pas contre tous les sérogroupes de méningocoque impliqués dans des infections invasives. En général, en Amérique du Nord, le sérogroupe prédominant dans les infections invasives à méningocoque est le sérogroupe B pour lequel il n'y a pas de vaccin actuellement disponible sur le marché. Le vaccin actuellement disponible ne protège que contre les sérogroupes A, C, Y et W135.

Alors que chez les adultes le taux de protection conférée est de l'ordre de 90 %, le vaccin offre un taux de protection beaucoup plus faible chez les enfants âgés de moins de 24 mois. Or, en période habituelle, la fréquence de l'infection est beaucoup plus élevée chez les jeunes enfants que chez les enfants plus vieux ou chez les adultes.

La protection conférée par le vaccin antiméningococcique est de courte durée. On estime que cette protection ne dure que deux à trois ans chez les jeunes enfants et cinq ans chez les adultes. Il faudrait donc, si on décide de procéder à un programme d'immunisation systématique de la population, assurer un rappel de vaccin tous les cinq ans, ce qui pourrait entraîner un taux de réactions secondaires plus élevé.

En conclusion, compte tenu de la situation épidémiologique habituelle en Amérique du Nord et de la nature des vaccins disponibles sur le marché, il n'est pas recommandé de procéder à une vaccination systématique préventive de la population, mais de réserver l'utilisation du vaccin au contrôle des éclosions de cas. Ceci est l'opinion unanime des autorités de santé publique au Canada et aux États-Unis.

Q. Pourquoi a-t-on attendu si longtemps pour commencer l'immunisation dans les populations-cibles ?

R. Comme nous l'avons précisé plus haut, le vaccin contre le méningocoque ne doit pas être utilisé de façon routinière dans la population mais doit servir au contrôle des groupe qui est contenu dans le vaccin.

Ces conditions semblent être remplies dans certaines régions du Québec actuellement. Il est à noter qu'au cours de 1991 on avait déjà institué des programmes de vaccination de populations-cibles dans trois régions du Québec qui avaient connu des éclosions de cas (soit la Beauce, la Rive-Sud de Montréal et la région de St-Jérôme), avant la mise en branle du programme annoncé au début de janvier 1992. Ces interventions de vaccination répondaient à une situation où il y avait évidence d'éclosions de cas dans ces régions. La décision de vacciner dans la région de l'Outaouais et de Lanaudière et d'étendre le programme de vaccination à d'autres enfants dans la région de St-Jérôme a été prise à la suite de l'observation d'une augmentation récente des cas d'infection invasive à méningocoque du groupe C dans ces régions. Lorsque l'on compare sur une base hebdomadaire le nombre de cas survenus en 1990 à ceux survenus en 1991 et au début de 1992, on observe que ce n'est qu'à compter de la dernière semaine de décembre que pour la première fois il y avait une augmentation notable des cas. Cette augmentation a aussi été observée pendant les deux semaines qui ont suivi. Dès que l'on a constaté sur une période de deux semaines qu'il y avait une augmentation effective des cas, les autorités de santé publique ont rapidement consulté les experts et ont décidé d'entreprendre une campagne de vaccination dans les trois régions mentionnées plus haut. Ceci doit être considéré comme un délai tout à fait acceptable de la réaction à une augmentation de l'incidence d'une maladie. En effet, une période d'observation minimale de deux semaines est requise afin d'éviter une réaction intempestive à une fluctuation normale des cas d'une semaine à l'autre.

Q. Pourquoi ne vaccine-t-on pas actuellement toute la population du Québec ?

R. Comme nous le mentionnions plus haut, la vaccination contre le méningocoque ne doit être utilisé que pour le contrôle des éclosions causées par des sérogroupes contenus dans le vaccin tout en évitant que les réactions secondaires au vaccin soient plus fréquentes que les complications escomptées par la maladie dans un groupe de population. Donc, on doit limiter les populations visées à celles qui connaissent une augmentation de la fréquence de la maladie. C'est ce qui a été fait au Québec jusqu'ici. Certaines personnes, après consultation de leur médecin traitant, voudraient être vaccinées, même si elles ne vivent chées par un excès d'infections à méningocoque, les quantités de vaccins disponibles étaient limitées. Donc, les fabricants n'ont pas été en mesure de répondre aux demandes simultanées des ministères de la Santé de l'Ontario, du Québec, et de l'Île-du-Prince-Édouard, et en même temps répondre aux demandes du secteur privé. Cette situation de pénurie temporaire est en train de se résorber, et le vaccin est maintenant disponible [illegible] lent s'en prévaloir, sur prescription médicale.

Q. Est-ce que le seuil d'intervention fixé par le réseau de santé publique est trop haut ?

R. Ici nous devons reconnaître que nous ne pouvons répondre de façon aussi catégorique que pour les questions précédentes. La difficulté réside dans le fait qu'il n'y a aucune norme internationalement reconnue sur le seuil à partir duquel on doit considérer qu'il existe une éclosion d'infections à méningocoque justifiant une intervention. Diverses recommandations ont été faites, mais celles-ci fixent des seuils très au-dessus de ceux à partir desquels on est intervenu au Québec. Ces seuils semblent appropriés à la situation en pays hyperendémique comme en Afrique où le taux d'incidence de la maladie peut varier entre 50 et 500 par 100 000 par année. Le Comité aviseur national sur l'épidémiologie qui a récemment publié des directives sur le contrôle des éclosions d'infections à méningocoque n'a pas proposé de seuil précis. Tout au plus recommande-t-il de surveiller de près la situation épidémiologique et d'agir à partir du moment où on juge qu'il y a une éclosion. Cependant, il ne fixe pas de critère précis pour définir une éclosion. Il faut donc reconnaître que la définition d'une éclosion de cas a quelque chose d'arbitraire actuellement. Nous pouvons cependant préciser que le réseau de santé publique a décidé d'intervenir à un niveau d'activité de la maladie qui est considéré en-dessous des seuils d'intervention utilisés par beaucoup d'autorités.

En conclusion, il semble exister une certaine insatisfaction d'une partie du public face aux politiques d'intervention du réseau de santé publique si l'on se réfère aux résultats d'un sondage fait lors de l'émission *Droit de parole* diffusée le 17 janvier. Cependant, nous maintenons que les décisions qui ont été prises l'ont été dans des délais tout à fait raisonnables et ont tenu compte des considérations qui doivent toujours diriger une décision médicale, à savoir s'assurer que l'on fait plus de bien que de tort lorsque l'on intervient.

Gouvernement du Québec
Ministère de la Santé et des Services sociaux

Direction de la santé publique
1075, chemin Ste-Foy, Québec, QC G1S 2M1

Québec, le 16 décembre 1992

[redacted]
Direction de la coordination des réseaux
Ministère de l'Éducation
1035 de la Chevrotière, 5e
Québec (Québec)
G1R 5A5

Objet : Vaccination contre la méningite à méningocoque au Québec

Monsieur,

Réf. p. 48

Tel qu'annoncé par le Ministre de la Santé et des Services sociaux monsieur Marc-Yvan Côté le 2 décembre 1992, le gouvernement du Québec a décidé de procéder à une vaccination élargie contre les infections à méningocoques. La campagne de vaccination est limitée dans une première étape à certaines régions de la province, mais elle sera élargie après les Fêtes pour couvrir l'ensemble de la province.

Cette décision a été prise avant tout à titre préventif. Depuis 1991 la fréquence des infections à méningocoques a été environ trois fois plus élevée que durant les années précédentes. Nous prévoyons en outre que cette hausse persistera au cours des trois prochaines années. Puisque, de plus, le nombre de jeunes touchés par ces infections augmente et qu'il existe un vaccin qui permet de prévenir la majorité des cas d'infections à méningocoques, le Ministère a recommandé la vaccination de tous les Québecois âgés de 6 mois à 20 ans. Cette mesure devrait prévenir la hausse anticipée et permettre le retour à une situation normale. La vaccination ne sera donc pas nécessaire après cette campagne qui devrait se terminer avant le 1er avril 1993.

Durant la campagne, la vaccination est offerte gratuitement aux personnes de 6 mois à 20 ans. Il s'agit d'une vaccination volontaire et non obligatoire qui se fera par le réseau public, c'est à dire, les CLSC. Comme cette mesure est avant tout à titre préventif nous ne recommandons pas de mesures extraordinaires pour

- 2 -

favoriser la protection des personnes qui seront en visite au Québec. En conséquence nous ne recommandons pas de vaccination pour les voyageurs, ni pour les étudiants qui viendront de l'extérieur de la province. Cependant, ceux qui appartiennent au groupe cible et qui vont être au Québec pour au moins trois mois pendant la période de la campagne, se verront offrir le vaccin gratuitement comme pour tous les autres élèves. Il serait même souhaitable que ces derniers soient vaccinés, s'ils le désirent, avant leur voyage au Québec pour faciliter les démarches administratives et légales, surtout pour les enfants qui ont besoin du consentement de leurs parents (moins de 14 ans au Québec). Aucun élève ne devrait toutefois être tenu de fournir une preuve de vaccination contre le méningocoque lors de son admission dans une institution d'enseignement.

Si vous avez d'autres questions en rapport avec ces recommandations, vous pouvez vous adressez au Docteur Marc Dionne, Directeur de la protection de la santé publique (tél. 418-643-6390) ou à moi-même.

Espérant que ces quelques renseignements sauront vous satisfaire, je vous prie de croire, l'expression de mes meilleurs sentiments.

L'épidémiologiste provincial,

Pierre M. Lavigne, m.d.
Direction de la protection de la santé publique

Téléphone : (418) 646-9521
Télécopieur : 528-2651 / 644-2009

c.c. Dr. Marc Dionne, Direction de la protection de la santé publique

BULLETIN MÉNINGO

Numéro 18 21 décembre 1992 Page 3

Réponse

Nos connaissances à ce sujet suggèrent que l'immunité est relativement spécifique au sérogroupe. Suite à une infection invasive, l'immunité semble être de longue durée et possiblement permanente. Cependant, certains cas d'infection à méningocoque à répétition ont été répertoriés, laissant planer une faible possibilité que l'immunité ne soit pas permanente dans tous les cas.

Quoique certaines données laissent croire qu'une infection nasopharyngée par un sérogroupe puisse conférer un certain degré d'immunité croisée contre d'autres sérogroupes, il n'y a pas suffisamment d'évidence d'immunité croisée entre sérogroupes pour considérer un individu ayant fait une infection invasive à un sérogroupe comme protégé contre les autres sérogroupes.

Ainsi une revaccination pourrait être souhaitable chez les jeunes enfants ayant déjà fait une infection à méningocoque en considérant que:

- s'il s'agit d'un méningocoque de type "C", les moins de 2 ans pourraient être revaccinés car leur immunité est douteuse.
- s'il s'agit d'un type inconnu ou "B" quelque soit l'âge, il faut vacciner.
- s'il s'agit d'un type "C", les plus de 2 ans seraient déjà protégés donc ne nécessitent pas de revaccination.

Question 2

Est-il contre indiqué de vacciner les enfants de moins de 6 mois avec le vaccin antiméningococcique? Si oui, pourquoi?

Réponse

Oui, car les enfants de 6 mois ayant reçu le vaccin du groupe C répondent moins bien à une revaccination ultérieure (tolérance immunitaire)comparativement à ceux recevant leur première dose après 6 mois. Cette tolérance immunitaire peut également se produire lors d'une revaccination trop rapprochée; la durée possible de celle-ci peut aller jusqu'à 12 mois tant chez l'adulte que chez l'enfant. La signification clinique de ce phénomène n'est pas connue(cf Vaccines: Plotkins, Mortimer,1988). Le contraire a été constaté par la composante "A" du vaccin qui protège dès l'âge de 3 mois et démontre plutôt un effet "Booster" lors de la deuxième dose.

Question 3

Que doit-on faire avec les adolescentes qui, au moment de la vaccination en milieu scolaire, présentent un retard menstruel, sans être sures si elles sont enceintes ou non?

Réponse

Malgré que la sécurité du vaccin n'ait pas été démontrée durant la grossesse, le vaccin n'a pas été démontré comme étant tératogène dans de telles situations. Le vaccinateur devra utiliser son jugement clinique pour évaluer le risque à la personne mais selon l'ACIP, en situation d'éclosion, il n'y aurait pas de contre-indication à vacciner malgré la grossesse.

From: Protection de la santé publique, MSSS (Québec) Fax phone: 418 644 2009 Quality: Standard

BULLETIN MÉNINGO

Numéro 18 21 décembre 1992 Page 6

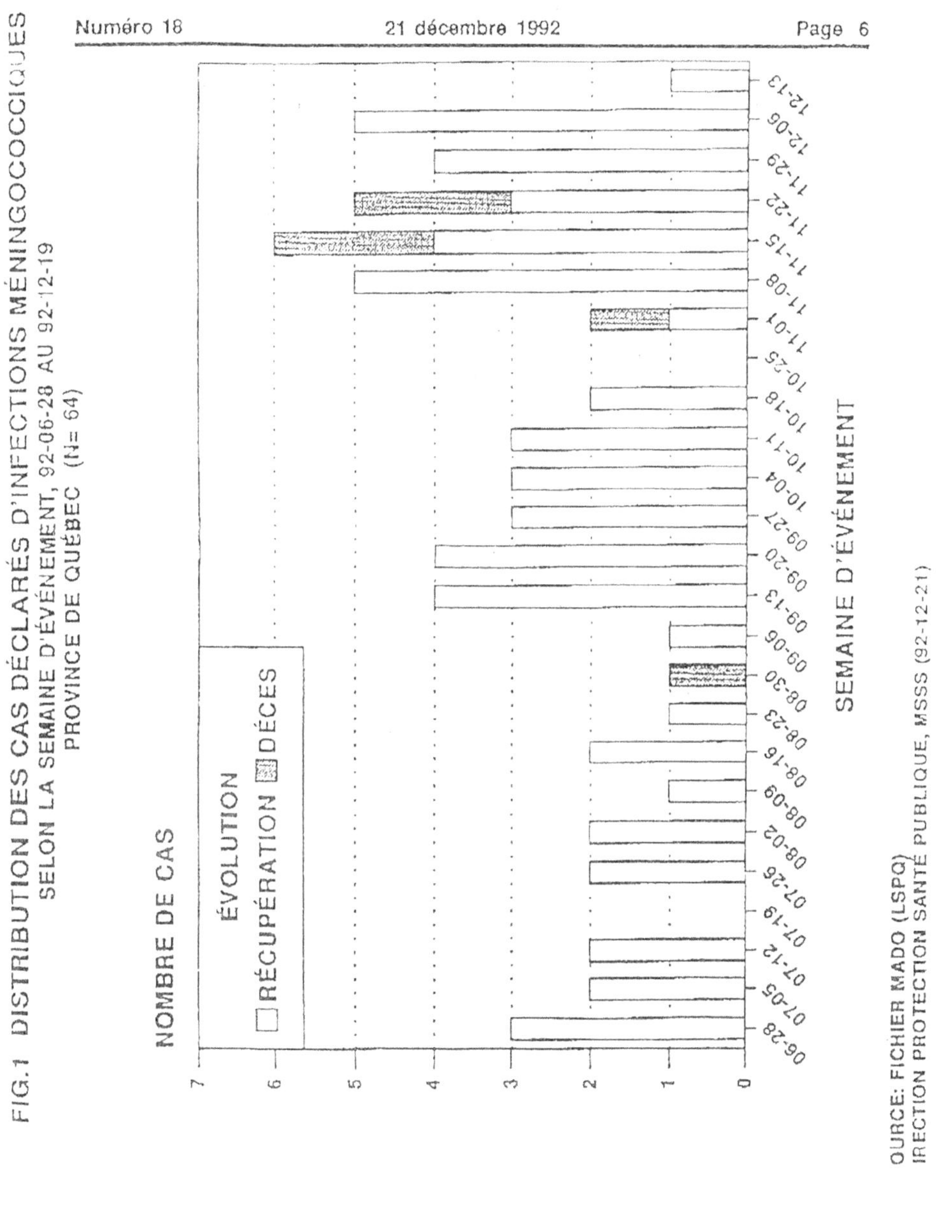

BULLETIN MÉNINGO

Numéro 18   21 décembre 1992   Page 7

TABLEAU 1

INFECTIONS INVASIVES À MÉNINGOCOQUE AU QUÉBEC[1]
TAUX D'INCIDENCE PAR 100 000 POPULATION
SELON LA RÉGION SOCIOSANITAIRE ET LE DSC[2]

Région / DSC		Période			
		91-01-01 au 91-12-19		92-01-01 au 92-12-19	
	Population	Nbre	Taux	Nbre	Taux
· Bas St-Laurent	219 224	4	1,9	7	3,3
· Rimouski	124 827	2	1,7	5	4,2
· Grand-Portage	94 397	2	2,2	2	2,2
· Saguenay / Lac St-Jean	298 934	15	5,2	14	4,9
· Chicoutimi	178 474	5	2,9	3	1,7
· Roberval	120 460	10	8,6	11	9,5
· Québec	614 033	12	2,0	15	2,5
· Enfant-Jésus	222 844	3	1,4	7	3,3
· CHUL	240 935	7	3.0	7	3,0
· St-Sacrement	150 254	2	1,4	1	0,7
· Mauricie / Bois-Francs	479 123	10	2,2	11	2,4
· Mauricie	100 677	1	1,0	2	2,1
· Ste-Croix Drummond	169 981	4	2,4	5	3,1
· Ste-Marie	208 465	5	2,5	4	2,0
· Estrie	273 090	7	2,7	9	3,4
· Montréal Centre	1 836 204	22	1,2	19	1,1
· Lakeshore	245 322	4	1,7	2	0,8
· Verdun	190 936	1	0,5	6	3,3
· Maisonneuve-Rosemont	434 846	7	1,7	1	0,2
· Sainte-Justine	169 280	2	1,2	0	0,0
· Hôp· Gén· de Montréal	193 397	0	0,0	1	0,5
· Sacré-Coeur	358 719	6	1,7	5	1,4
· Saint-Luc	243 704	2	0,9	4	1,7
· Outaouais	291 996	3	1,1	10	3,6
· Abitibi-Témiscamingue	155 808	5	3,3	2	1,3
· Côte-Nord	105 760	1	1,0	5	4,9

BULLETIN MENINGO

Numéro 18 | 21 décembre 1992 | Page 8

TABLEAU 1

INFECTIONS INVASIVES À MÉNINGOCOQUE AU QUÉBEC[1]
TAUX D'INCIDENCE PAR 100 000 POPULATION
SELON LA RÉGION SOCIOSANITAIRE ET LE DSC[2]

Région / DSC	Population	Période 91-01-01 au 91-12-19 Nbre	Taux	Période 92-01-01 au 92-12-19 Nbre	Taux
· Nord du Québec	22 465	0	0,0	0	0,0
· Gaspésie / Îles-de-la-Madeleine	114 942	3	2,7	9	8,1
· Chaudières-Appalaches	383 429	13	3,5	11	3,0
· Beauceville	159 563	9	5,9	4	2,6
· Lévis	176 741	2	1,2	5	2,9
· Montmagny	47 125	2	4,4	2	4,4
· Laval	318 573	3	1,0	3	1,0
· Lanaudière	320 505	6	1,9	11	3,6
· Laurentides	365 369	16	4,6	6	1,7
· Montérégie	1 226 025	26	2,2	22	1,9
· Valleyfield	228 217	10	4,6	10	4,6
· Honoré-Mercier	331 635	3	0,9	4	1,3
· Charles-Lemoyne	474 285	8	1,8	6	1,3
· Haut-Richelieu	191 888	5	2,7	2	1,1
· Kativik	6 384	1	16,3	3	48,9
· Cris-Baie-James	9 592	0	0,0	0	0,0
· Province de Québec	7 041 456	147	**2,2**	**157**	2,3

Source : Fichier MADO, LSPQ (données actualisées le 21 décembre 1992)
Direction de la protection de la Santé publique, MSSS

Note : 1. Incluant tous les sérogroupes

2. Données démographiques provenant de prévisions, Services des études opérationnelles, MSSS (Québec)

BULLETIN MÉNINGO

Numéro 18 21 décembre 1992 Page 9

FIG.2 INCIDENCE DES INFECTIONS INVASIVES A MÉNINGOCOQUE
SELON LES RÉGIONS SOCIOSANITAIRES, ANNÉES 1991-1992
PROVINCE DE QUÉBEC

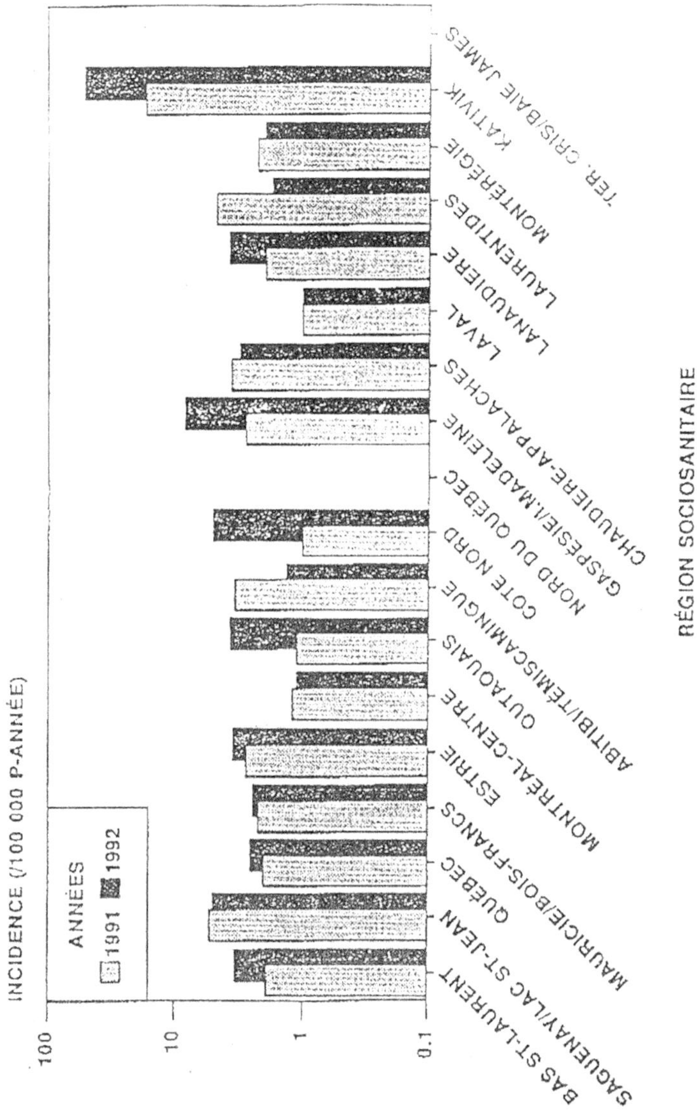

SOURCE: FICHIER MADO (LSPQ)
DIRECTION PROTECTION SANTÉ PUBLIQUE, MSSS (92-12-21)
DONNÉES DU 01-01 JUSQU'AU 12-19 POUR 91 ET 92

-59-

Message # 1 Communications électroniques ASAP Date: 92/12/29
Messages reçus Heure: 0910

Re: Sécurité vaccin méningo chez les enfants < 2 ans
De: [redacted] Expédié: 1992 DEC 23 1535
à: Avisé: 1992 DEC 29 0909

Copie d'un avis demandé par la Fédération des CLSC:

Sécurité du vaccin anti-méningococcique chez les jeunes enfants

Certaines inquiétudes ont été exprimées concernant les effets secondaires du vaccin contre le méningocoque pour les enfants de 6 mois à 2 ans.

Il faut bien comprendre que l'efficacité du vaccin dans ce groupe d'âge n'est pas démontrée de façon précise, mais que tout le monde s'entend sur son innocuité. Le Comité technique aviseur est d'avis que le vaccin ne provoque pas plus d'effets secondaires chez le jeune enfant que chez l'adulte. Il n'y a aucune évidence qu'il puisse diminuer paradoxalement la capacité de l'enfant de se défendre contre l'infection. Cela n'affecte pas non plus la capacité de l'enfant de recevoir le vaccin quelques années plus tard si cela devenait indiqué.

En résumé, le vaccin contre le méningocoque est un vaccin très sécuritaire, aussi bien pour le jeune enfant que pour l'adulte.

[redacted]
Médecin-conseil en immunisation
[redacted]

[redacted]

Centre hospitalier Ste-Marie
Département de santé communautaire

3350, boulevard Royal
Trois-Rivières (Québec)
G9A 5Z4

A toutes les infirmières

Le 18 janvier 1993

A TOUS LES COORDONNATRICES, COORDONNATEUR-SANTÉ DES CLSC DE LA RÉGION 04-C

Prendre note

Madame,
Monsieur,

Suite à de nombreux appels téléphoniques de médecins et de parents concernant les refus de vaccination, nous tenons à vous rappeler qu'à chaque fois qu'il y a refus de vacciner, l'infirmière doit en discuter avec son chef d'équipe, et si le refus est maintenu, vous devez nous en aviser et en discuter avec nous afin de prendre une décision plus justifiée avant que l'enfant quitte le lieu de vaccination.

Merci de votre collaboration.

Le Service de santé publique,

[redacted]

SL/ll

Responsable du contrôle et de la prévention des maladies infectieuses

[redacted]

Téléphone : (819) 378-9813
Télécopieur: (819) 378-6600

Santé et Bien-être social Canada — Health and Welfare Canada

Déclaré confidentiellement à : Incidents adverses reliés à l'administration d'un vacc
Bureau des maladies transmissibles
L.L.C.M., Parc Tunney
Ottawa (Ontario)
K1A 0L2
(613) 957-1340

RAPPORT D'INCIDENT ADVERSE RELIÉ À L'ADMINISTRATION D'UN VACCIN

IDENTIFICATION

PATIENT	PROVINCE/TERRITOIRE	DATE DE NAISSANCE — Année / Mois / Jour	SEXE ☐ Homme ☐ Femme	DATE D'IMMUNISATION — Année / Mois / Jour

VACCINS

VACCIN(S) DONNÉ(S)	NUMÉRO DE LA DOSE	VOIE D'ADMIN.	DOSE	FABRICANT	NUMÉRO DE LOT	INTERVALLE ENTRE L'IMMUNISATION ET L'(LES) INCIDENT(S) (S'il y avait plus d'une incident spécifiez l'intervalle entre l'immunisation et la première incident)
			☐ USUELLE OU NBRE D'UNITÉS			____ Minutes ou
			☐ USUELLE OU NBRE D'UNITÉS			____ Heures ou
			☐ USUELLE OU NBRE D'UNITÉS			____ Jours

INCIDENT(S) ADVERSE(S) (Déclarer seulement les incidents qui ne sont pas le résultat d'une manifestation existant au préalable)

FIÈVRE

☐ ≥40,5°C (105°F)

☐ 39,0-40,4°C (102,2-104,9°F)

☐ **TEMPÉRATURE NON MESURÉE**
Semblait très haute et présence d'autres symptômes systémiques

RÉACTIONS LOCALES AU SITE DE L'INJECTION

☐ **ABCÈS**
Organismes dans la culture ou la coloration de Gram

☐ **ABCÈS STÉRILE/NODULE/NÉCROSE**
Pas d'évidence d'une infection microbienne.
Suppuration, et/ou nodule durant plus d'un mois et mesurant plus de 2,5 cm de diamètre

☐ **DOULEUR INTENSE ET/OU GONFLEMENT IMPORTANT**
Durant 4 jour ou plus ou nécessitant admission à l'hôpital; gonflement dépassant l'articulation proximale, ex.: au bras, allant jusqu'au bas du coude

RÉACTION SYSTÉMIQUE

☐ **ADÉNOPATHIE**
Importante ou augmentation du volume ou suppuration des ganglions

☐ **RÉACTION ALLERGIQUE**
Urticaire; bronchospasmes; oedème généralisé; gonflements

☐ **ÉRUPTIONS**
Grave durant 4 jours ou plus ou nécessitant admission à l'hôpital

☐ **RÉACTION ANAPHYLACTIQUE**
Oedème de la bouche de la gorge; difficulté à respirer; choc; collapsus cardiorespiratoire

☐ **RÉPONSE HYPOTONIQUE AVEC FAIBLESSE GÉNÉRALISÉE/SOMNOLENCE EXCESSIVE**
Diminution/perte du tonus musculaire; pâleur/cyanose; diminution de l'état de conscience/perte de consience; sommeil profond avec levée difficile; arrêt cardiorespiratoire

☐ **ARTHRALGIES/ARTHRITE**
Durant plus de 24 heures

☐ **VOMISSEMENTS GRAVES AVEC/OU SANS DIARRHÉE**
Causant un changement à la routine quotidienne normale

SIGNES NEUROLOGIQUES/DIAGNOSTIC

☐ **PLEURS PERSISTANTS/CRI ANORMAL**
Enfant avec des pleurs inconsolables durant 3 heures ou plus ou cri anormal pour cet enfant et jamais entendu par les parents

☐ **CONVULSIONS**
Contractions musculaires avec diminution de l'état de conscience avec ou sans fièvre

*☐ **ENCÉPHALOPATHIE**
Signes neurologiques généralisées ou localisées; augmentation de la pression intracrânienne ou changements de l'état de conscience durant ou moins 6 heures, avec/sans convulsions

*☐ **MÉNINGITE OU ENCÉPHALITE**

*☐ **ANESTHÉSIE OU PARESTHÉSIE**
Durant plus de 24 heures

*☐ **PARALYSIE**

*☐ **SYNDROME DE GUILLAIN-BARRÉ**
Faiblesse progressive de plus d'un membre et diminution/perte généralisée des reflexes

*☐ **ENCÉPHALITE SCLÉROSANTE SUBAIGÜE**

DIVERS

☐ **PAROTIDITE**
Gonflement avec douleur et/ou sensibilité de(s) parotide(s)

☐ **ORCHITE**
Gonflement avec douleur et ou sensibilité de(s) testicule(s)

*☐ **THROMBOCYTOPÉNIE**

☐ **INCIDENTS SÉRIEUX OU INUSITÉ**
(Décrire)

*DOIT ÊTRE DIAGNOSTIQUÉ PAR UN MÉDECIN (S'il vous plaît donner plus détails)

RÉSULTATS DE L'(DES) INCIDENT(S) AU MOMENT DU RAPPORT — ☐ Récupération complète

PRIÈRE DE FAIRE SUIVRE DES RENSEIGNEMENTS RELATIFS AU SUIVI — ☐ Récupération avec séquelles ☐ Incertain ☐ Inconnu ☐ Décès

HOSPITALISATION À CAUSE DE L'(DES) INCIDENT(S) — ☐ Non ☐ Oui ▶ Date d'admission Année / Mois / Jour — Date de congé Année / Mois / Jour

REMPLI PAR	NUMÉRO DE TÉLÉPHONE — Code régional	COMMENTAIRES
ADRESSE (No, rue, etc.)		
Ville — Province — Code postal		
SIGNATURE	DATE — Année / Mois / Jour	

HWB 5127 (12/88)

[redacted]

PROGRAMME DES DEFICITS MOTEURS ~~CEREBRAUX~~

Evaluation physiatrique sans patient, le 29 octobre 1991

ANAMNESE: Il s'agit d'un patient présentant une quadriparésie avec hypotonie, spasticité qui semble d'origine aiguë c'est-à-dire que l'enfant se développait relativement normalement jusqu'à 14 mois, langage, développement moteur grossier. A la suite d'un vaccin, hypotonie majeure et perte des acquis dans toutes les sphères même son intérêt. A repris dernièrement et actuellement il tient assis quelque peu, a des réactions bilatérales de protection mais lentement, des mouvements grossiers des deux membres supérieurs, début de prise pouce-index à gauche, alors qu'il avait les mains crispées en hypertonie de façon importante il y a quelques mois. Il utilise plus la gauche que la droite.

Pas de déformation au niveau du rachis. Au niveau des membres inférieurs, à chaque activité hypertonie majeure, les jambes sont en équin avec extension des genoux, pas de contracture fixe cependant actuellement avec une dorsiflexion des chevilles à au moins + 5°. Les mouvements dissociés sont difficiles à évaluer au niveau des membres inférieurs cependant lors de la mise en charge le patient peut effectuer quelques pas de marche.

J'ai hâte de recevoir le résultat du [redacted] car je suis impressionnée de l'atteinte aiguë qu'a du subir Francis, car le CTScan démontrait un petit agrandissement du . Le patient n'a pas d'autre symptôme d'hypertension dans le sens qu'il ne vomit pas, n'a pas d'état de conscience variable.

Les orthèses tibiales seront faites. Pour la marchette nous attendrons de voir ce qu'il fait avec des orthèses ordinaires et le niveau d'amélioration car la marchette est très dispendieuse car elle doit venir de l'extérieur et peu utile pratiquement dans une maison.

PLAN: Revoir dans 3 mois.

PRESENCES:
Dr. [redacted]
Parents et l'enfant
[redacted] infirmière
coordonnatrice clinique

[redacted]

[redacted]

[redacted]

PROGRAMME DES DEFICITS MOTEURS CEREBRAUX

Contrôle physiatrique avec patient, le 26 mai 1992

ANAMNESE: Il s'agit d'un patient âgé de 2 ans et 6 mois présentant une quadriparésie spastique assez sévère post vaccination.

[redacted]s est très présent, il réagit bien à la conversation, semble comprendre. Il est propre pour selles. Il a commencé à marcher en le tenant par les mains mais ceci n'est pas une marche autonome maintenant. Il est plus relaxe depuis la dernière visite c'est-à-dire que la spasticité dans lequel il était pris a diminuée.

Au niveau des membres supérieurs, il fait même l'élévation des bras, capable d'ouvrir une main, prendre les objets sauf le pouce reste souvent en abduction. Il a tendance aussi à l'effort à dévier en déviation radiale des poignets. Cependant, il n'y a peu de contratures fixes au niveau des membres supérieurs. Il est gauché. Au niveau du tronc, celui-ci est droit. Il existe des réactions de redressement mais elles ne sont pas toujours présentes et rapides.

Au niveau des membres inférieurs, la spasticité et synergie sont existantes mais moins importantes qu'avant. Peu de contracture. La dorsiflexion des chevilles est amenable à +10° mais il a des synergies en extension qui sont importantes.

PLAN: Continuer les orthèses.
Planche à station debout. Peut-être essayer un tricycle étant donné que c'est un patient à surprise et je pense qu'il faut tenter des choses avec lui et il nous dira ce qu'il peut faire ou pas.
Revoir dans 6 mois.

PRESENCES:
[redacted], [redacted]
coordonnatrice clinique
C.C.:
[redacted]

[redacted]

9.2 PROTOCOLE FACE À UNE PERSONNE VICTIME D'UN CHOC ANAPHYLACTIQUE EN MILIEU NON HOSPITALIER

MATÉRIEL D'URGENCE

- tampons alcoolisés
- deux garrcts
- sphygmomanomètres avec brassard pour différents groupes d'âge
- stéthoscope
- seringues à tuberculine 1 mL avec aiguilles
- aiguilles calibre : 23-24, 1,0 cm (3/8 pouce) et 1,5 cm (5/8 pouce)
- canule oro-pharyngée (tubes de Guedel), grandeurs : 0-1-2-3-4
- fiches d'enregistrement des médicaments
- protocole de traitement lors de choc anaphylactique
- ambu et masques : petit, moyen et grand
- deux ampoules d'épinéphrine aqueuse (adrénaline 1:1000) et le matériel requis pour l'injecter (à la disposition de chacune des personnes qui vaccinent)

NOTE: Le vaccinateur devra vérifier régulièrement (avant chaque clinique et au moins à chaque semaine) le contenu des trousses d'urgence, en particulier la quantité d'ampoules et la date d'expiration de l'adrénaline.

Lors des séances de vaccination, la trousse d'urgence doit être à portée de la main.

INTERVENTION

1. Coucher la personne, élever ses membres inférieurs.
2. Placer un garrot si possible au-dessus du site d'injection pour retarder l'absorption de l'antigène.
3. Enlever le garrot à toutes les 3 minutes pour 1 minute; s'assurer qu'il est assez lâche pour permettre un pouls artériel.

9.3 ÉPINÉPHRINE AQUEUSE (ADRÉNALINE 1:1000)

Les informations contenues dans ce protocole concernent l'administration d'épinéphrine en cas de choc anaphylactique.

COMPOSITION

Chaque mL renferme 1 mg d'adrénaline sous forme de chlorhydrate dissout dans une solution de chlorure de sodium isotonique.

PRÉSENTATION

Ampoule de 1 mL de liquide limpide.

CONSERVATION

- Conserver à la température ambiante.
- Éviter l'exposition prolongée à la lumière.
- Respecter la date d'expiration.

INDICATIONS

- Réactions graves d'hypersensibilité de type immédiat aux médicaments et autres allergènes.
- Bronchospasme

CONTRE-INDICATION

- L'injection d'adrénaline au site d'une vaccination intra-musculaire.

PRÉCAUTION

En présence d'arythmies cardiaques, ne redonner de l'adrénaline que si les avantages dépassent les risques encourus.

4. La priorité est d'administrer 0,01 mL/kg (maximum 0,5 mL) d'une solution aqueuse d'épinéphrine 1:1000 par voie sous-cutanée ou intramusculaire dans le membre opposé. Cette dose peut être répétée aux 10 à 15 minutes s'il n'y a pas d'amélioration des signes vitaux (voir section 9,3).

5. Si le vaccin a été injecté par voie sous-cutanée, une dose additionnelle de 0,005 mL/kg d'adrénaline (maximum 0,3 mL) peut être administrée au site de l'injection. Une injection locale d'adrénaline 1:1000 au site d'une vaccination intramusculaire est contre-indiquée.

6. Surveiller les signes vitaux (tension artérielle, pouls et respiration) et débuter la réanimation cardio-respiratoire au besoin.

7. Transférer le patient le plus rapidement possible vers l'hôpital, les premiers soins énumérés ci-haut ayant été administrés.

NOTE. Un membre du personnel infirmier accompagnera le patient et devra avoir à sa disposition deux (2) seringues avec aiguilles contenant chacune 1 mL d'adrénaline 1:1000, à administrer selon la posologie, aux dix (10) à quinze (15) minutes durant le transport, si l'état du client se détériore.

8. Remplir le dossier médical en y inscrivant :

- le nom du vaccin qui a causé la réaction, le numéro de lot et le site d'injection
- la réaction qu'il a présentée
- les médicaments, la posologie, les sites d'injection et l'heure exacte de l'administration
- l'état du patient au départ.

9.4 RÉANIMATION CARDIO-RESPIRATOIRE

9.4.1 GÉNÉRALITÉS

C'est l'ensemble de manoeuvres exécutées dans le but d'assurer l'oxygénation des tissus en rétablissant les fonctions respiratoires et cardiaques. Le succès de la réanimation chez un patient qui présente un arrêt cardiaque ou respiratoire dépend de deux facteurs fondamentaux :

A. Une constatation rapide de l'arrêt respiratoire ou cardiaque.

B. Une mise en application immédiate des mesures de réanimation.

Le cerveau peut tolérer un manque d'oxygène pendant **deux à quatre minutes**. La ventilation associée au massage cardiaque doit être entreprise le plus tôt possible après l'arrêt cardiaque, afin d'éviter des dommages sérieux du système nerveux central.

Il est important de se rappeler qu'un arrêt respiratoire se complique d'un arrêt cardiaque dans les deux à quatre minutes qui suivent. Si l'arrêt cardiaque se produit en premier, un arrêt respiratoire surviendra dans les 30 secondes.

Les mesures de réanimation consistent à assurer deux fonctions :

- la respiration par ventilation avec l'une des méthodes d'insufflation directe :
  - bouche-à-bouche
  - bouche-à-nez
  - respirateur manuel (Ambu) ou masque de poche;
- la circulation par le massage cardiaque externe.

Chaque clinique de vaccination doit avoir un appareil téléphonique près du lieu de la vaccination et un protocole pour la réanimation cardio-vasculaire qui tient compte de la géographie des lieux et du nombre de personnes sur les lieux lors de la clinique de vaccination.

RÉACTIONS À L'ADRÉNALINE

Une surdose d'adrénaline peut entraîner des arythmies cardiaques et une soudaine augmentation de la pression artérielle.

CALENDRIER, POSOLOGIE ET VOIE D'ADMINISTRATION DE L'ADRÉNALINE EN CAS DE CHOC ANAPHYLACTIQUE

ÂGE	POSOLOGIE[1]	INTERVALLE	VOIE D'ADMINISTRATION	SITE D'INJECTION ADRENALINE
<12 mois	0,07 mL	10-15 min.	S.C. ou I.M.	Membre opposé
1-4 ans	0,15 mL	10-15 min.	S.C. ou I.M.	au site
5-9 ans	0,3 mL	10-15 min.	S.C. ou I.M.	d'injection
≥10 ans	0,5 mL	10-15 min.	S.C. ou I.M.	du vaccin

(1)Si le vaccin a été injecté par voie sous-cutanée, une dose additionnelle de 0,005 mL/kg d'adrénaline (max. 0,3 mL) peut être administree au site d'injection.

Tous les vaccinateurs devraient recevoir un cours de réanimation et une mise à jour annuelle. Des pratiques devraient avoir lieu deux fois par année.

NOTE: Le vaccinateur devra vérifier régulièrement (avant chaque clinique et au moins à chaque semaine) le contenu des trousses d'urgence, en particulier la quantité d'ampoules d'adrénaline et leur date d'expiration.

EXEMPLE DE TRAVAIL D'ÉQUIPE LORS DE RÉANIMATION ET LORSQUE TROIS PERSONNES SONT DISPONIBLES

Étape A :

- 1re personne qui découvre la victime
  - Evaluer l'état de la victime.
  - Demander de l'aide sans quitter la personne ex.: Dire "CODE".
  - Pratiquer la réanimation cardio-respiratoire s'il y a lieu.
- La deuxième personne (qui entend "CODE")
  - Rechercher la troisième personne et lui indiquer l'endroit de l'urgence.
    - Appeler le service d'urgence.
    - Se rendre sur place afin d'exécuter la réanimation à 2 personnes.
- La troisième personne
  - Se rendre chercher le matériel (respirateur manuel, oxygène, masque) puis rejoindre l'équipe de réanimation.
  - Remplacer un des réanimateurs si possible.
  - Favoriser le calme dans la salle d'attente.
  - Évaluer l'état du patient après 1 minute (pulsation, pupilles, respiration), puis aux 3 ou 4 minutes par la suite.

Une seule personne doit coordonner la réanimation jusqu'à la prise en charge par l'équipe d'urgence.

Étape B :

À l'arrivée de l'équipe d'urgence:

- Un professionnel de la clinique assure le transfert de l'information à l'équipe d'urgence.
- L'équipe de la clinique participe au transfert du bénéficiaire en :
    - Facilitant les déplacements de l'équipe d'urgence (ouvrir la porte, retenir l'ascenseur, etc.).
    - Poursuivant la réanimation avec les membre de l'équipe d'urgence.
    - Remplir le dossier médical en y inscrivant :
    - L'heure de la constatation de l'arrêt.
    - L'état du patient et les symptômes observés.
    - Les manoeuvres faites pendant la réanimation. Noter l'heure pour chaque manoeuvre; noter les médicaments administrés (posologie - voie d'administration - heure).
    - Les médecins ou autres personnes demandés en cours de réanimation.
    - L'heure de la cessation des manoeuvres s'il y a lieu.
    - L'heure du transfert.
    - Compléter un formulaire d'effets secondaires et le faire parvenir au département de santé communautaire (voir annexe).

CAHIER D'AUTOFORMATION ET DE PERFECTIONNEMENT

PROTOCOLE D'IMMUNISATION
DU QUÉBEC

CHAPITRE 7
PRODUITS SERVANT A L'IMMUNISATION

Section 7

AUTRES VACCINS

Gouvernement du Québec
Ministère de la Santé et des Services sociaux
Direction de la santé publique

BIBLIOGRAPHIE

Gouvernement du Québec. PROTOCOLE D'IMMUNISATION DU QUÉBEC. Ministère de la Santé et des Services sociaux. Québec, 1992.

NOTES AU VACCINATEUR

A des fins éducatives et techniques, la référence au **Protocole d'immunisation du Québec** tout au long de ce cahier sera identifiée par son sigle: PIQ.

Tous les **C**ahiers d'**A**utoformation et de **P**erfectionnement seront également identifiés par le sigle CAP suivi du numéro correspondant au chapitre du PIQ.

Bien que la forme masculine soit généralement utilisée dans ce document, les termes relatifs aux personnes désignent aussi bien les femmes que les hommes.

ATTENTION!

La section sur le vaccin antiméningococcique est élaborée essentiellement dans le cadre du contenu du PIQ, comme pour les autres vaccins.

Vous devez donc lire attentivement la monographie de tout vaccin antiméningococcique qui vous sera livré dans les prochains mois et d'en vérifier les caractéristiques et indications. Il devrait d'ailleurs en être ainsi à chaque nouvelle livraison.

MÉTHODE D'APPRENTISSAGE

Le capitaine et son équipage vous souhaitent la bienvenue à bord du CAP #7.7 (Cahier d'Autoformation et de Perfectionnement, chapitre 7 section 7 du PIQ)!

Prenez place à une table ou dans un confortable fauteuil selon votre bon désir. Rassemblez aussi plusieurs crayons bien aiguisés car vous aurez à écrire tout au long du parcours et ... détendez-vous! Apprendre est un plaisir qu'il faut savoir s'accorder.

Ne partez surtout pas sans votre PIQ, vrai guide de vos pérégrinations en immunisation. C'est dans ce PIQ que résident les mille et une beautés et tous les secrets de cet unique voyage. Vous aurez constamment à y référer, pour parvenir aux objectifs d'apprentissage fixés au départ. Il vous dévoilera toutes la richesse de son contenu et même des solutions aux itinéraires de vaccination les plus complexes.

La démarche proposée est une démarche programmée d'autoformation qui vous fera franchir monts et vallées, pas à pas. Vous partirez de petits exercices simples, puis en parcourrez des plus difficiles, puis des plus corsés et finalement des plus complexes, tout en passant par des révisions essentielles. Nous espérons que la variété des exercices choisis saura agrémenter le paysage.

Attardez-vous à bien lire la destination visée (objectif) de chaque étape; elle vous indique où vous arriverez à la fin de l'étape. Lisez ensuite les données et les consignes de chaque site (exercice). Puis mobilisez votre énergie pour répondre le plus complètement possible à la consigne, avec ou sans l'aide du PIQ selon le cas et selon votre propre point de départ (acquis antérieurs) dans la connaissance des lieux visités. Ce n'est qu'après cet effort que vous comparerez votre réponse avec la «bonne réponse» écrite au verso de chaque exercice. Vous apprendrez mieux si vous faites vraiment l'effort de répondre par écrit, puis de chercher dans le PIQ , avant de regarder la réponse que nous . La littérature éducative est formelle: écrire facilite l'apprentissage même chez le et faire l'effort de répondre avant de regarder la réponse, même au risque de se tromper permet une meilleure rétention et intégration de la matière.

Prenez le temps qu'il vous plaira pour couvrir l'itinéraire complet de ce voyage. Allez à votre propre rythme en vous attardant là où bon vous semble et en accélérant à certains endroits déjà connus ou assimilés. Vous pourrez même de votre propre chef revenir à un site (exercice) qui nécessiterait une attention particulière. De plus, à l'occasion, lors de situations complexes, nous vous inviterons à refaire une route particulièrement sinueuse. Par contre, nous avons essayé d'éviter les petites routes trop raides ou les trop escarpées de peur que le pied ne glisse dans le vide. Quelques exercices contiennent des bouées pour guider votre réponse. D'autres des phares, lumières d'encouragement à poursuivre même dans la pénombre.

Nous vous suggérons de produire au fur et à mesure de votre apprentissage un tableau synthèse des différents vaccins disponibles dans ce CAP. À cet effet, nous vous fournissons quelques pages de travail à la fin du CAP que nous avons réunies sous le titre: "**Tableau de bord: autres vaccins**". Vous devriez y colliger les données qui vous paraissent plus difficiles à retenir. Ce travail vous permettra de réussir une synthèse adaptée à vos besoins. Vous y conserverez vos meilleurs souvenirs de voyage dans ce monde fascinant des produits immunisants.

Avant d'entreprendre ce CAP, certains préfèreront lire d'emblée tout le chapitre 7, section 7 du PIQ. D'autres préfèreront consulter le PIQ au gré des exercices comme au gré des vagues et du vent. L'important n'est pas le chemin emprunté, mais la destination ou l'objectif visé.

Vous êtes maintenant le Maître à bord. Prenez le gouvernail! DESTINATION OBLIGE!

Mettez le CAP sur autres vaccins.

RÉPONSE EXERCICE 1

Consultez le PIQ aux pages 7-144 et 7-145 (Réactions au vaccin).

Méthode utilisée pour les Cristaux Liquides

a. **Faux.** Le vaccin antiméningococcique est un vaccin inactivé constitué d'une partie (polysaccharide capsulaire) de la bactérie *Neisseria meningitidis*. Par conséquent, il ne peut causer une méningite infectieuse, même atténuée.

b. **Vrai.**

c. **Vrai.** Mais, il n'existe pas de donnée sur l'incidence ou la gravité de ces réactions.

d. **Faux.** La personne vaccinée présente rarement des maux de tête.

e. **Vrai.**

Nous vous invitons à lire la section "Effets secondaires possibles et conduite à suivre" sur le feuillet "Renseignements aux usagers" aux pages 7-146 et 7-147 du PIQ.

RÉPONSE EXERCICE 2

Référez-vous au PIQ, à la page 7-146 (Renseignements importants concernant la vaccination).

Vous devriez avoir inclus les éléments suivants dans votre réponse:

- le vaccin est une suspension,
- il contient une composante de la bactérie,
- il contient quatre souches différentes de bactéries *Neisseria meningitidis*,
- il est fait pour protéger l'individu qui le reçoit,
- la réponse à chacune des souches varie avec l'âge,
- la protection est assez bonne durant au moins les 2 premières années,
- un rappel est possible, s'il y a indication.

3

des mains à l'hibitane et à l'isagel et la désinfection du bouchon de caoutchouc avec une compresse alcoolisée sont requis.

- Replacer aseptiquement la capsule sur chaque aiguille et déposer les seringues contenant le vaccin dans un Ziplock.

Inscription sur le sac Ziplock :

. Heure de la reconstitution du vaccin dans les seringues;
. Numéro de lot;
. Initiale de l'infirmière responsable de l'opération.

Une ou deux infirmières, selon les besoins, seront attribuées à la reconstitution du vaccin, à chaque lieu de vaccination.

→ Stabilité dans la seringue (vaccin A et C de Mérieux), 1 heure à compter de sa reconstitution.

Transport

- Des personnes identifiées se présenteront à la pharmacie du Centre hospitalier de leur région et transporteront les vaccins aux lieux de vaccination dans des contenants réfrigérés de façon à maintenir la température entre 2°C et 8°C.

Commande

- Utiliser le formulaire de commande de produits biologiques.

→ Il est possible de prévoir les besoins des vaccins pour la semaine; les commandes seront remplies quotidiennement par la pharmacie du Centre hospitalier.

non habituel !

→ N.B.: Le vaccin antiméningocoque Mérieux sera utilisé presque exclusivement lors de la présente campagne. Un million cinq cents mille doses ont été prévues pour la province. Le vaccin distribué en fioles de 10 doses sera reconstitué sur les lieux de la vaccination étant donné qu'il doit être utilisé dans l'heure qui suit sa reconstitution.

Le vaccin sera disponible dans notre région les 11 et 12 janvier 93.

4

3. STABILITÉ DES PRODUITS

Vaccin A, C (Mérieux)

- → Utiliser dans l'heure qui suit sa reconstitution.

Pourquoi ???

Vaccin A, C (Smith Kline) (Mencevax)

- Fioles non entamées : 5 jours;
- Fioles entamées : le même jour (8 heures).

Vaccin A, C, Y, W-135 (Connaught) (Ménomune)

- Fioles non entamées : 5 jours;
- Fioles entamées : même jour (8 heures).

N.B.: Les fioles doivent être gardées au réfrigérateur entre 2°C et 8°C ou dans des glacières ou des sacs isolants munis de blocs réfrigérants (Ice pack) si on ne dispose pas de réfrigérateur.

FB/II
Janvier 1993

OBJECTIFS DE LA FORMATION DANS LE CADRE DE LA CAMPAGNE PROVINCIALE DE VACCINATION MASSIVE CONTRE LA MÉNINGITE À MÉNINGOCOQUE

Personnes cibles :

Infirmières et médecins impliqués dans la campagne de vaccination antiméningococcique.

Objectifs :

1. Transmettre l'information théorique sur les infections à méningocoque;
2. Fournir les données épidémiologiques à l'appui d'une campagne provinciale de vaccination;
3. Faire connaître les principales modalités opérationnelles du programme de vaccination;
4. Préciser les éléments importants concernant le vaccin antiméningococcique;
5. Faire un rappel des connaissances relatives à la technique de l'infection sous-cutanée;
6. Identifier et répondre aux principales questions posées par la population sur la campagne, le vaccin, etc.;
7. Présenter le matériel de support à l'usage des intervenants;
8. Répondre aux questions des intervenants.

FB/dcp
Janvier 1993

5.2 INJECTION SOUS-CUTANÉE (HYPODERMIQUE)

DÉFINITION :

Introduction dans la couche de tissu conjonctif sous la peau d'un produit biologique qui sera absorbé de façon lente.

BUT :

- Administrer certains vaccins (ex.: RRO).
- Administrer des médicaments (ex.: adrénaline).

MATÉRIEL REQUIS :

- Seringue uniservice stérile.
- Aiguille stérile de calibre 24 à 27, de longueur de 1,3 à 1,6 cm.
- Produit biologique.
- Sachet d'alcool.
- Tampon d'ouate ou compresse

MANIÈRE DE PROCÉDER	POINTS IMPORTANTS
1. Se laver les mains.	
2. Assembler le matériel requis.	
3. Préparer le produit biologique.	Prendre la dose prescrite.
4. Identifier le produit et expliquer à l'usager la procédure, le nom, le dosage et ses effets.	

MANIÈRE DE PROCÉDER

POINTS IMPORTANTS

5. Choisir le site d'injection: palper la région pour s'assurer que les tissus sont intacts.

Site habituel pour la vaccination: région du deltoïde, région antérolatérale externe de la cuisse.

Ne pas injecter où il y a inflammation, démangeaison, cicatrice, nodule, sensibilité, induration, douleur ou vaisseau sanguin.

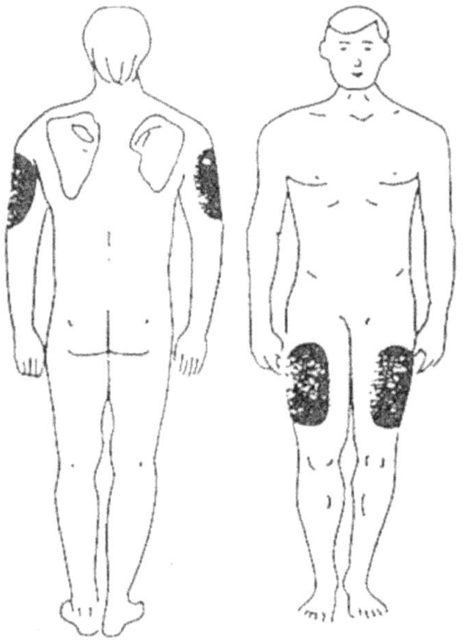

6. Nettoyer le site avec un tampon alcoolisé.

Laisser sécher afin d'éviter une sensation de brûlure à l'introduction de l'aiguille.

7. Pincer la peau entre le pouce et l'index.

8. Introduire l'aiguille le biseau vers le haut à un angle de 45° pour une aiguille de 1,6 cm et de 90° pour une aiguille de 1,3 cm.

9. Relâcher la peau.

10. Aspirer légèrement afin de s'assurer que l'aiguille n'est pas dans un vaisseau sanguin.

Si du sang revient dans la seringue, jeter le tout et recommencer.

5.4 CALIBRE, LONGUEUR ET ANGLE D'INSERTION DE L'AIGUILLE EN FONCTION DU SITE ET DE LA VOIE D'ADMINISTRATION D'UN PRODUIT IMMUNISANT

VOIE D'ADMINISTRATION	SITE	CALIBRE	LONGUEUR (cm)	ANGLE D'INSERTION
Intradermique	PPD » Face antérieure de l'avant bras.	25 à 27	0,5 à 1,6	15°
	BCG » Tiers supérieur du bras			
Sous cutanée	Région du deltoïde; région antérolatérale externe de la cuisse	24 à 27	1,3 à 1,6	90° (aiguille 1,3 cm) ou 45° (aiguille 1,6 cm)
Intramusculaire chez l'adulte	Muscle fessier	21 à 22	3,75	90°
	Muscle deltoïde ou vaste externe de la cuisse	23 à 25	2,5	
Intramusculaire chez l'enfant et le nourrisson	Muscle fessier	23 à 25	2,5 à 3,75	90°
	Muscle deltoïde	23 à 25	1,6 à 2,5	90°
	Muscle vaste externe de la cuisse	23 à 25	2,5	90°
Intramusculaire chez le nourrisson de petit poids	Muscle vaste externe de la cuisse	25 à 27	1,6	90°

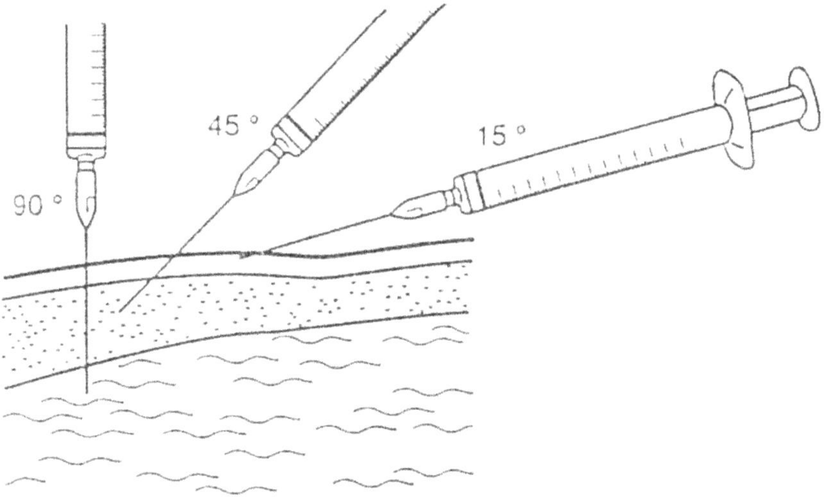

MANIÈRE DE PROCÉDER	POINTS IMPORTANTS
11. Injecter lentement le produit biologique.	
12. Retirer l'aiguille d'un mouvement rapide et éponger le point d'injection à l'aide d'un tampon d'ouate ou d'une compresse.	
13. Faire un léger massage.	Utiliser un mouvement circulaire doux pour aider à la dispersion du liquide biologique.
14. Jeter le matériel dans le contenant prévu à cette fin.	Ne jamais replacer l'aiguille dans sa gaine de protection, ni la plier, ni la casser.

PROCÉDURE APRÈS L'INJECTION D'UN PRODUIT BIOLOGIQUE

1. Surveiller les réactions secondaires immédiates et aviser l'usager de demeurer à la clinique durant 15 minutes après l'injection.
2. Se laver les mains de nouveau.
3. Noter au dossier de l'usager.
(voir dossier de l'usager à la section 5.5 du présent chapitre).
4. Inscrire au carnet de vaccination.

IMPORTANT

Modes d'injection et choix du site

On recommande de n'administrer qu'une seule injection par membre supérieur, par région fessière ou par membre inférieur, peu importe le mode d'administration.

Les raisons invoquées pour appuyer cette recommandation sont: la possibilité que les effets secondaires locaux engendrés par chacun des deux vaccins s'additionnent, la possibilité que les vaccins puissent se diffuser dans les tissus conjonctifs environnants et interagissent et enfin, le fait qu'on provoque deux micro-traumatismes générant chacun une réponse inflammatoire.

VACCIN ANTIMÉNINGOCOCCIQUE

NOM DU VACCIN	FABRICANT	COMPOSITION	PRÉSENTATION	CONSERVATION
Polysaccharidique méningococcique Groupes A et C	MÉRIEUX	. Préparation lyophilisée contenant des antigènes polysaccharidiques spécifiques des groupes A et C de Neisseria meningitidis . Lactose comme agent de stabilisation . Aucun agent de conservation	. Fiole de 10 doses . Lyophilisé . Diluant (fabricant) . Reconstitué : vaccin clair et limpide	. Réfrigérer entre 2° et 8° C. . Ne pas congeler . Respecter date d'expiration . Utiliser dans l'heure qui suit
MENCEVAX Polysaccharidique contre les méningocoques Groupes A et C	Smith Kline Beecham Biologicals	Idem au précédent (Mérieux) plus : . Phénol comme agent de conservation	. Fiole de 10 et 50 doses . Lyophilisé . Diluant (fabricant) . Reconstitué : légère turbidité ou couleur rose	. Réfrigérer entre 2° et 8° C. . Ne pas congeler . Garder à l'abri de la lumière . Respecter date d'expiration . Utiliser fioles non entamées dans les 5 jours fioles entamées le même jour
MÉNOMUNE Polysaccharidique méningococcique Groupes ACYW-135 combinés	Connaught	. Préparation lyophilisée contenant des antigènes polysaccharidiques spécifiques des groupes A, C, Y, W-135 de Neisseria meningitidis . Thimérosal comme agent de conservation . Lactose comme agent de stabilisation	. Fioles de 10 et 50 doses . Lyophilisé . Diluant (fabricant) . Reconstitué : vaccin limpide et incolore	. Réfrigérer entre 2° et 8° C. . Ne pas congeler . Garder à l'abri de la lumière . Respecter date d'expiration . Utiliser fioles non entamées dans les 5 jours fioles entamées le même jour

D.S.C. Ste-Marie, Trois-Rivières
FB/dcp
Janvier 1993

SOURCE : Monographie de Mérieux, Smith Kline et Connaught

Enquête de vérification des Polysaccharides et des champs expérimentés avec les lectures liquides.

Vaccin antiméningococcique A et C de Smith Kline (Mencevax)
Protocole spécifique à la vaccination massive au Québec
Hiver 1992-1993

Composition

- Préparation lyophilisée contenant des antigènes polysaccharidiques spécifiques des groupes A et C de Neisseria meningitidis.
- Lactose comme agent de stabilisation.
- Phénol comme agent de conservation.

Présentation

Fioles de 10 doses ou de 50 doses d'un vaccin lyophilisé accompagné d'un diluant fourni par le fabricant. Le diluant peut parfois présenter une légère turbidité ou une couleur rose. Pour la reconstitution du vaccin en fiole de 50 doses, se référer au protocole en annexe.

Conservation

- Conserver le vaccin au réfrigérateur entre 2°C et 8°C. Le diluant peut être conservé à la température ambiante.
- Ne jamais congeler.
- Garder à l'abri de la lumière.
- Respecter la date d'expiration.
- Pour les fioles de 10 doses, utiliser dans les 5 jours suivant la reconstitution. Pour les fioles de 50 doses, se référer au protocole de reconstitution en annexe.

Indications

Vacciner les personnes :

- âgées de 6 mois à 20 ans inclusivement vivant au Québec ou en visite pour une période de 3 mois ou plus.
- ayant une asplénie anatomique ou fonctionnelle (ex: anémie falciforme). Dans la mesure du possible, le vaccin devrait être administré au moins 10 à 14 jours avant une splénectomie.
- ayant une déficience en complément.

Les personnes atteintes de déficience immunitaire doivent être vaccinées. Cependant, il est possible que la réponse au vaccin ne soit pas optimale.

Notes : On ne connait pas encore la protection apportée par le vaccin contre le groupe C chez les enfants âgés de moins de 2 ans. L'efficacité du vaccin contre le groupe A a été démontrée chez les enfants à partir de l'âge de 3 mois. Ce vaccin ne protège pas contre les méningocoques du groupe B.

On peut vacciner les personnes qui répondent aux critères ci-dessus et qui ont déjà présenté une infection à N. meningitidis car il n'existe pas de protection croisée entre les sérogroupes.

Contre-indications

. Maladie fébrile aiguë.

. Allergie de type anaphylactique à l'une ou l'autre des composantes du vaccin. L'intolérance au lait n'est pas une contre-indication à la vaccination.

. Dans le contexte actuel qui vise à prévenir les infections dues au groupe C, la vaccination de l'enfant âgé de moins de 6 mois n'est pas recommandée puisqu'elle peut induire une tolérance immunitaire à ce groupe.

Précautions

. Ce vaccin ne doit pas être administré aux femmes enceintes, à moins qu'il n'existe un risque considérable d'infection méningococcique. Rien ne prouve cependant qu'il y ait un risque pour le foetus. Dans ce cas, obtenir une ordonnance médicale.

Interactions

. Aucune interaction vaccinale connue. Ce vaccin peut être administré en même temps que les vaccins DCT, Hib, poliomyélite, ou rougeole-rubéole-oreillons quel que soit l'intervalle (Par exemple, DCT, Hib, Sabin et méningocoque en même temps).

. Aucune interaction avec les immunoglobulines, les injections de désensibilisation ou la prise d'antibiotiques incluant la rifampicine.

3

Réactions au vaccin

- Une réaction locale (gonflement, rougeur, sensibilité) peut survenir dans les 48 heures suivant la vaccination.

- La personne vaccinée présente rarement de la fièvre, des maux de tête et des malaises.

- Risque théorique de réaction grave de type Arthus lors de la revaccination. Cependant, nous n'avons pas de données sur l'incidence ou la gravité de ces réactions.

- Risque de réaction allergique de type anaphylactique (1 à 2/200 000).

Note: Sur les 300 000 doses administrées au Québec, aucune réaction fatale ou sévère entraînant un risque important pour la vie de l'individu n'a été rapportée.

Calendrier d'immunisation, posologie et voie d'administration

Les informations contenues dans ce tableau concernent le vaccin Mencevax (A et C) distribué par Connaught. Puisque ces informations peuvent varier selon le produit utilisé, il est important de toujours se référer à la monographie du fabricant.

Groupe d'âge	Posologie	Nombre de doses	Voie d'administration
6 mois	0,5 mL	1 *	S.C.

* Une seule dose sera administrée dans le contexte de la campagne de vaccination en cours.

9-12-92

Vaccin antiméningococcique A et C de la compagnie Mérieux
Protocole spécifique à la vaccination massive au Québec
Hiver 1992-1993

Composition

. Préparation lyophilisée contenant des antigènes polysaccharidiques spécifiques des groupes A et C de Neisseria meningitidis. (inactivé)

. Lactose comme excipient.

. Aucun agent de conservation. → utiliser dans l'heure

Présentation

augmente efficacité et durée

Fioles de 10 doses d'un vaccin lyophilisé accompagné d'un diluant fourni par le fabricant. Le vaccin reconstitué est clair et limpide.

Conservation

. Conserver le vaccin au réfrigérateur entre 2°C et 8°C.
. Ne jamais congeler.
. Garder à l'abri de la lumière.
. Respecter la date d'expiration.
. Utiliser dans l'heure qui suit la reconstitution, le vaccin ne renfermant pas d'agent de conservation.

Indications

Vacciner les personnes :

. âgées de 6 mois à 20 ans inclusivement vivant au Québec ou en visite pour une période de 3 mois ou plus.

. ayant une asplénie anatomique ou fonctionnelle (ex: anémie falciforme). Dans la mesure du possible, le vaccin devrait être administré au moins 10 à 14 jours avant une splénectomie.

. ayant une déficience en complément.

2

Les personnes atteintes de déficience immunitaire doivent être vaccinées. Cependant, il est possible que la réponse au vaccin ne soit pas optimale.

Notes : On ne connait pas encore la protection apportée par le vaccin contre le groupe C chez les enfants âgés de moins de 2 ans. L'efficacité du vaccin contre le groupe A a été démontrée chez les enfants à partir de l'âge de 3 mois. Ce vaccin ne protège pas contre les méningocoques du groupe B.

On peut vacciner les personnes qui répondent aux critères ci-dessus et qui ont déjà présenté une infection à N. meningitidis car il n'existe pas de protection croisée entre les sérogroupes.

Contre-indications

- Maladie fébrile aiguë.
- Allergie de type anaphylactique à l'une ou l'autre des composantes du vaccin. L'intolérance au lait n'est pas une contre-indication à la vaccination.
- Dans le contexte actuel qui vise à prévenir les infections dues au groupe C, la vaccination de l'enfant âgé de moins de 6 mois n'est pas recommandée puisqu'elle peut induire une tolérance immunitaire à ce groupe.

Précautions

- Ce vaccin ne doit pas être administré aux femmes enceintes, à moins qu'il n'existe un risque considérable d'infection méningococcique. Rien ne prouve cependant qu'il y ait un risque pour le foetus. Dans ce cas, obtenir une ordonnance médicale.

Interactions

- Aucune interaction vaccinale connue. Ce vaccin peut être administré en même temps que les vaccins DCT, Hib, poliomyélite, ou rougeole-rubéole-oreillons quel que soit l'intervalle (Par exemple, DCT, Hib, Sabin et méningocoque en même temps).

- Aucune interaction avec les immunoglobulines, les injections de désensibilisation ou la prise d'antibiotiques incluant la rifampicine.

3

Réactions au vaccin

. Une réaction locale (gonflement, rougeur, sensibilité) peut survenir dans les 48 heures suivant la vaccination. → FAUX - Rapport médical étranger.

. La personne vaccinée présente rarement de la fièvre, des maux de tête et des malaises.

. Risque théorique de réaction grave de type Arthus lors de la revaccination. Cependant, nous n'avons pas de données sur l'incidence ou la gravité de ces réactions.

. Risque de réaction allergique de type anaphylactique (1 à 2/200 000). ??? ✓

Note: Sur les 300 000 doses administrées au Québec, aucune réaction fatale ou sévère entraînant un risque important pour la vie de l'individu n'a été rapportée.

Calendrier d'immunisation, posologie et voie d'administration

Les informations contenues dans ce tableau concernent le vaccin polysaccharidique A et C de Mérieux-Connaught. Puisque ces informations peuvent varier selon le produit utilisé, il est important de toujours se référer à la monographie du fabricant.

Groupe d'âge	Posologie	Nombre de doses	Voie d'administration
6 mois	0,5 mL	1 *	S.C.

* Une seule dose sera administrée dans le contexte de la campagne de vaccination en cours.

9-12-92

Vaccin antiméningococcique A,C,Y,W-135 (MÉNOMUNE)
Protocole spécifique à la vaccination massive au Québec
Hiver 1992-1993

Composition

- Préparation lyophilisée contenant des antigènes polysaccharidiques spécifiques des groupes A, C, Y et W-135 de Neisseria meningitidis. (Connaught).
- Thimérosal comme agent de conservation.
- Lactose comme agent de stabilisation.

Présentation

Fioles de 10 doses ou de 50 doses d'un vaccin lyophilisé accompagné d'un diluant fourni par le fabricant. Le vaccin reconstitué est limpide et incolore. Pour la reconstitution du vaccin en fiole de 50 doses, se référer au protocole en annexe.

Conservation

- Conserver le vaccin au réfrigérateur entre 2°C et 8°C.
- Ne jamais congeler.
- Garder à l'abri de la lumière.
- Respecter la date d'expiration.
- Pour les fioles de 10 doses, utiliser dans les 5 jours suivant la reconstitution. Pour les fioles de 50 doses, se référer au protocole de reconstitution en annexe.

Indications

Vacciner les personnes :

- âgées de 6 mois à 20 ans inclusivement vivant au Québec ou en visite pour une période de 3 mois ou plus.
- ayant une asplénie anatomique ou fonctionnelle (ex: anémie falciforme). Dans la mesure du possible, le vaccin devrait être administré au moins 10 à 14 jours avant une splénectomie.
- ayant une déficience en complément.

Les personnes atteintes de déficience immunitaire doivent être vaccinées. Cependant, il est possible que la réponse au vaccin ne soit pas optimale.

Notes : On ne connait pas encore la protection apportée par le vaccin contre le groupe Y et W-135 chez les sujets âgés de moins de 18 ans et contre le groupe C chez les enfants âgés de moins de 2 ans. L'efficacité du vaccin contre le groupe A a été démontrée chez les enfants à partir de l'âge de 3 mois. Ce vaccin ne protège pas contre les méningocoques du groupe B.

On peut vacciner les personnes qui répondent aux critères ci-dessus et qui ont déjà présenté une infection à N. meningitidis car il n'existe pas de protection croisée entre les sérogroupes.

Contre-indications

. Maladie fébrile aiguë.
. Allergie de type anaphylactique à l'une ou l'autre des composantes du vaccin. L'intolérance au lait n'est pas une contre-indication à la vaccination.
. Dans le contexte actuel qui vise à prévenir les infections dues au groupe C, la vaccination de l'enfant âgé de moins de 6 mois n'est pas recommandée puisqu'elle peut induire une tolérance immunitaire à ce groupe.

Précautions

. Ce vaccin ne doit pas être administré aux femmes enceintes, à moins qu'il n'existe un risque considérable d'infection méningococcique. Rien ne prouve cependant qu'il y ait un risque pour le foetus. Dans ce cas, obtenir une ordonnance médicale.

Interactions

. Aucune interaction vaccinale connue. Ce vaccin peut être administré en même temps que les vaccins DCT, Hib, poliomyélite, ou rougeole-rubéole-oreillons quel que soit l'intervalle.

. Aucune interaction avec les immunoglobulines, les injections de désensibilisation ou la prise d'antibiotiques incluant la rifampicine.

3

Réactions au vaccin

- Une réaction locale (gonflement, rougeur, sensibilité) peut survenir dans les 48 heures suivant la vaccination.

- La personne vaccinée présente rarement de la fièvre, des maux de tête et des malaises.

- Risque théorique de réaction grave de type Arthus lors de la revaccination. Cependant, nous n'avons pas de données sur l'incidence ou la gravité de ces réactions.

- Risque de réaction allergique de type anaphylactique (1 à 2 pour 200 000).

Note: Sur les 300 000 doses administrées au Québec, aucune réaction fatale ou sévère entraînant un risque important pour la vie de l'individu n'a été rapportée.

Contradiction avec pp. 63-64

Calendrier d'immunisation, posologie et voie d'administration

Les informations contenues dans ce tableau concernent le vaccin Ménomune (A, C, Y, W-135) distribué par Connaught. Puisque ces informations peuvent varier selon le produit utilisé, il est important de toujours se référer à la monographie du fabricant.

Groupe d'âge	Posologie	Nombre de doses	Voie d'administration
6 mois	0,5 mL	1 *	S.C.

* Une seule dose sera administrée dans le contexte de la campagne de vaccination en cours.

9-12-92

Vaccin contre les infections à méningocoque A, C, Y et W-135

Renseignements aux usagers

Qu'est-ce que l'infection à Neisseria meningitidis?

Il s'agit d'une infection causée par une bactérie appelée Neisseria meningitidis. Cette bactérie peut causer des infections graves incluant la méningite (inflammation des enveloppes du cerveau) et une méningococcémie (dissémination dans le sang). L'infection se manifeste principalement par de la fièvre qui peut être accompagnée de maux de tête, de nausées, de vomissements et par de petites taches sur le corps. Le décès peut survenir dans 15% des cas même si un traitement approprié est administré. L'infection se transmet par les sécrétions du nez et de la gorge d'une personne infectée.

Renseignements importants concernant la vaccination

Le vaccin se compose d'une suspension contenant une des composantes (capsule) de la bactérie et est conçu pour protéger contre des souches différentes de Neisseria meningitidis. La réponse à chacune de ces souches varie selon l'âge. En ce qui concerne la souche C, l'efficacité est estimée à 90% chez les personnes de 3 ans et plus et à 75% chez les 2 à 3 ans. On ne connaît pas, à l'heure actuelle, la protection qu'offre ce vaccin chez les moins de 2 ans mais on a observé que ces enfants pouvaient développer des anticorps suite à la vaccination.

Le vaccin ne protège pas contre le méningocoque du groupe B ou contre d'autres sortes de méningite comme celle causée par Haemophilus influenzae B.

Effets secondaires possibles et conduite à suivre

1. Dans la majorité des cas le vaccin ne provoque aucune réaction.

2. Un gonflement, une rougeur et une sensibilité au site d'injection surviennent occasionnellement dans les 48 heures suivant la vaccination. Des réactions locales plus sévères peuvent survenir lors de la revaccination. L'application d'une compresse humide froide réduira les symptômes.

3. La personne vaccinée a rarement de la fièvre, des maux de tête et des malaises. Il est conseillé de se reposer, de bien s'hydrater et d'utiliser un médicament contre la fièvre (si fièvre de 38,5°C ou 39°C rectale et plus) de type acétaminophène comme le Tylénol ou le Tempra. Il existe plusieurs autres préparations commerciales, consulter un pharmacien pour de plus amples informations.

4. En présence de réactions importantes suite à une vaccination, consulter un médecin et nous aviser.

3/

Interactions

- Aucune interaction vaccinale connue. Ce vaccin peut être administré en même temps que les vaccins DCT, Hib, poliomyélite, ou rougeole-rubéole-oreillons quel que soit l'intervalle.
- Aucune interaction avec les immunoglobulines, les injections de désensibilisation ou la prise d'antibiotiques incluant la rifampicine.

Réactions au vaccin

- Une réaction locale (gonflement, rougeur, sensibilité) peut survenir dans les 48 heures suivant la vaccination.
- La personne vaccinée présente rarement de la fièvre, des maux de tête et des malaises.
- Risque théorique de réaction grave de type Arthus lors de la revaccination. Cependant, nous n'avons pas de données sur l'incidence ou la gravité de ces réactions.
- Risque de réaction allergique de type anaphylactique (1 à 2 pour 200 000).

Note: Sur les 300 000 doses administrées au Québec, aucune réaction fatale ou sévère entraînant un risque pour la vie n'a été rapportée.

Calendrier d'immunisation, posologie et voie d'administration

Les informations contenues dans ce tableau concernent le vaccin Ménomune ® (A, C, Y,W-135) distribué par Connaught. Puisque ces informations peuvent varier selon le produit utilisé, il est important de toujours se référer à la monographie du fabricant.

4/

Groupe d'âge	Posologie	Nombre de doses	Voie d'administra tion
5 mois	0,5 mL	1 *	S.C.

* Une seule dose sera administrée dans le contexte de la campagne de vaccination en cours.

9-12-92

RECHERCHES SUR "CONNAUGHT" ET "MERIEUX"

Les documents suivants (pp.99-120) font ressortir les recherches longues et fastidieuses produites pour situer "CONNAUGHT LABORATORIES" et "INSTITUT MERIEUX", les deux compagnies ayant fourni les Vaccins contre la méningite au Québec, en 1992.

Malgré toutes ces recherches, très peu de résultats furent obtenus, au point de se demander si ces compagnies sont d'ordre public, ou si encore elles font partie de projets gouvernementaux secrets.

Les pages 110-114, pour leur part, mettent en évidence l'existence de Chercheurs sur les "Cristaux Liquides". Fait notoire, à la page 111, le Prof. Edward Gelerinter ayant fait des recherches en rapport avec les "Cristaux Liquides" et les "ANTIBIOTIQUES", et les STEROLS (Alcool polycyclique dans le groupe duquel se trouvent le CHOLESTEROL, les Vitamines B et les STEROIDES, fut contacté par moi le 2 Mai 94. Affirmant que ce type de recherches avaient, selon ses propos--dont je doute--, été abandonnées au milieu des années 70, il me fournit tout de même la preuve, par sa réponse, qu'il y avait bien eu des recherches semblables. Reste à savoir, maintenant, par qui et à quel endroit de telles recherches impliquant des manipulations biologiques, furent poursuivies jusqu'aux développements actuels de l'injection de "Cristaux Liquides", et dans le flux sanguin, et dans les tissus musculaires.

Quoi qu'il en soit, l'enquête est toujours ouverte, et des résultats à ce sujet seront disponibles, et rendues publiques sous peu.

NOV-12-'93 VEN 15:23 ID:MICT MTL 8739913 NO TEL:514-982-3000 #20109 #676 P01

Gouvernement du Québec
Ministère de l'Industrie, du Commerce
et de la Technologie
Direction régionale de Montréal

TRANSMISSION PAR TÉLÉCOPIEUR

DESTINATAIRE M. Mona

EXPÉDITEUR Jean Lefebvre
MICT
tél.: 982.3000
fax.: 873.9913

Date le 12 novembre 1993

Nombre de feuilles incluant celle-ci: 8½ x 11: 2
8½ x 14:

Suit tel que demandé: l'information sur deux entrepr[illegible] sur lesquelles j'ai pu trouver des données. Pour les autres je peux tou[illegible]urs vous suggérer, si ce n'est pas déjà fait, de con[illegible]ter l'Inspecteur Général de Institu[illegible]ions Financières, au bu[illegible]u d'information sur les compagnies au 873.5324.

770, rue Sherbrooke Ouest, 7e étage
Montréal, Québec
H3A 1G1

-99-

NOV-12-'93 VEN 15:24 ID:MICT MTL 8739913 NO TEL:514-982-3000 #20109 #676 P02

LABORATOIRES NORDIC INC.

Usine
2150, boul. St-Elzéar Ouest
Laval (Chomedey) H7L 4A8
514-331-9220 télex 055-62115
télécopieur: 514-334-8016

Employés production: 91 autres: 337

Correspondance
C.P. 403, succursale St-Martin
Laval H7S 2A4

Responsables
princ. adm. M. Kirk Schueler, président et directeur général
production M. Claude Bourgon
ventes M. Christopher Dean
achats M. Louise Vincent
ress. humaines M. John Zukauskas

Produits fabriqués médicaments anti-angineux • médicaments anti-inflammatoires • médicaments anti-ulcéreux • médicaments antidiabétiques • médicaments antiémétiques et antinauséeux • médicaments antihypertensifs • médicaments d'ordonnance • médicaments en vente libre • médicaments gastro-intestinaux • vitamines et minéraux (suppléments de)

Marques de commerce (produits fabriqués)
CARDIZEM; CARDIZEM SR; CORTIMENT; FLUOTIC; GLUCOPHAGE; MAXERAN; NORFEMAC; PENTASA; RETELAST; SULCRATE; SULCRATE SUSPENSION; SULCRATE SUSPENSION PLUS

LABORATOIRES NORDIC INC. 1170 EXP

2775, rue Bovet, C P 403
Laval (Chomedey)
H7S 2A4
514-331-9220 Télex 055-62115

Contact Michel Guérin, directeur général

Employés usine: 48 bureau: 114

Produits
agents diagnostiques et réactifs

Marques de commerce
"ANABEX", "CARDIZEM", "COBA-12", "CORTIMENT 10", "CORTIMENT 40", "CYANOCOBALAMINE", "DURACTON", "FLUOTIC", "GLUCOPHAGE", "HEMATIC", "MAXERAN", "NORFEMAC", "PYRAMENSO", "RETELAST", "REVITALOSE", "SOPALAMIN", "SULCRATE", "SUPASA 160", "SUPASA 320", "SUPASA 640"

LABORATOIRES BIO-RECHERCHES LTÉE

87, chemin Senneville
Senneville
H9X 3R3
CAE 7759 Tél: 514-630-8200
RA 6 Fax: 514-457-3883

Superviseure (budget-coûts) :
Mme Michèle Marcoux

Objet de la R-D
Produits.

Activités de R-D
Recherche et développement dans les sciences de la vie sur une base contractuelle.

Équipement
Équipement de laboratoire : ultracentrifugeuse, microscope électronique, analyseur sanguin, agrégomètre, etc.

Domaines technologiques
Biotechnologie, pharmacologie.

AIPL Agence Internationale «Presse Libre Anglo-Américaine»

The Only International Free Press Agency in North America

FAX: [redacted]
Ph.: 1[redacted]
PO Box 177, MAGOG, Qué. J1X 3W

Ne remettez jamais votre liberté entre les mains d'hommes politiques.
Don't ever put your freedom in the trust of political men.

Presse Internationale.
al Press Agency.

Édition de Dossiers

Special Documents

d'Enquête International
Investigation

olumes spéciaux.
es.
e: Books & Cassettes.

ciation Canadienne des

ciation of Journa
dien pour la Protection
et la Dé

Committee to Protect

le Directeur Exécutif
Récipiendaire de 49
nationaux, dont le
da et Guillaume

al Prizes, such
Prize, Guillaume
Gold Medals, four
r.

aura, mais qui
ra toutes les
s preuves les

u, will surely
who wants to

FAX-TELECOPIE–FAX–TELECOPIE–FAX–TELECOPIE–FAX–TELECOPIE–FAX

"N'oublions jamais que le but premier de l'homme est la Liberté."
"Don't we ever forget that the first meaning of man is Freedom".

DATE Nov. 15th/93

DESTINATAIRE (TO) Inspection Générale Institutions Financières

A/S (C/O) Michel Beaudry

FAX No. 1-(613)-990-5591

FROM (DE) SERGE MONAST / Journaliste d'Enquête

Nombre de pages (Number of pages) (2)

OBJET (Reasons for the Fax) Informations publiques sur filiales d'une Compagnie canadienne : noms, adresses, produits fabriqués, etc ...

Agence Internationale de la Presse Libre
International Free Press Network

Réseau International d'Information axé sur le Journalisme d'Enquête.
International Press Network which goal is Investigation Journalism.

Journalisme d'Enquête International dans les sphères du Politique, de l'Economique, du Social, du Militaire et du Médical.
International Investigation in Political, Economical, Social, Military and Medical fields.
****

AIPL Agence Internationale «Presse Libre Nord-Américaine» [redacted]
The Only International free Press Agency In North America c.p.417, Succ. Outremont, Montréal, Qué. H2V 4H

ence de Presse Internationale
ernational Press Agency.

ison d'Édition de Dossiers
aux
blisher of Special Documents

urnalisme d'Enquête International
ternational Investigation
urnalism

raire de Volumes spéciaux,
iens et rares
ary service. Books & Cassettes

bre. Association Canadienne des
listes
dian Association of Journalists
mité Canadien pour la Protection
rnalistes, et la Défense de leurs

anadian Committee to Protect
sts.

Monast est le Directeur Exécutif
sse Libre. Récipiendaire de 49
aires Internationaux, dont le
ice-Canada et Guillaume
re.
rnational Prizes, such
anada Prize, Guillaume
and three Gold Medals, four
wo Silver.

avoir, saura, mais qui
refusera toutes les

[redacted]

Information aussi complète que possible sur les filiales de cette compagnie, si cela est possible.
Merci.

*CDC LIFE SCIENCES Inc.
- K-VET Ltd
- Institut MÉRIEUX ✓
- BIO RESEARCH LABORATORIES
- STEELE CHEMICALS Co. LTD.
- CONNAUGHT LABORATORIES Ltd. ✓
- CONNAUGHT BIOLOGICS Ltd.
- Laboratoires NORDIC
- MARION Laboratories
- CANADA PHARMACAL

RAPPORT - TRANSM.

HEURE : 15/11/93 13:11
TEL. : [redacted]
NOM : INT FREE PRESS NETW.

NO.	DATE	HEURE	DUREE	PGE	A	MODE	STATUT
089	15/11	13:10	01'29	02	613990 5769	G3	OK

11/15/93 16:08 ☎613 990 5591 OSFI 001

Office of the Superintendent of Financial Institutions Canada
Bureau du surintendant des institutions financières Canada

Ottawa, Canada
K1A 0H2

FACSIMILE SERVICE   SERVICE DE TÉLÉPHOTOGRAPHIE

Date 15/11/93

IMPORTANT: ATTACHED DOCUMENT IS *UNCLASSIFIED*
IMPORTANT: LE DOCUMENT CI-JOINT EST *NON CLASSIFIÉ*

TO / À	Name of addressee / Nom du destinataire: M. Serge Monast	Organization / Organisation: Agence Internationale-Presse Libre
FROM	Name of sender / Nom de l'expéditeur: Michel Beaudry	Telephone number / Numéro de tél: (613) 99[illegible] 77
	Division: Communications and Public Affairs	Floor / Étage
Telephone number of machine / Numéro de téléphone de l'appareil		Number of Pages (including cover) / Nombre de pages (y compris la lettre de transmission

- merci de votre télécopie du 15 novembre 1993
- je veut vous confirmer que notre Bureau n'a aucun renseignement au SUJET des compagnies énumérées dans votre télécopie (ces compagnies ne SONT pas régies par notre Bureau)

NOTE: IF YOU DO NOT RECEIVE ALL THE PAGES PLEASE CALL:
NOTA : SI VOUS NE RECEVEZ PAS TOUTES LES PAGES VEUILLEZ TÉLÉPHONER :

Originator / Personne: M Beaudry   FAX

Telephone / Téléphone

OSFI/BSIF 481

AIPL Agence Internationale «Presse Libre Nord-Américaine»
The Only International free Press Agency in North America PO Box 177, MAGOG, Qu X3498

*Ne remettez jamais votre liberté entre les mains d'hommes politiques.
*Don't ever put your freedom in the trust of political men.

jence de Presse Internationale.
ternational Press Agency.

aison d'Édition de [illegible]
ciaux.
blisher of Special [illegible]

ournalisme d'Enquête International
ternational Investigatic
ournalism

braire de Volumes spéciaux
nciens et rares
brary service: Books & Cassettes

embre: Association Canadienne des
nalistes
nadian Association of Journalists
Comité Canadien pour la Protection
ournalistes, et la Défense de leurs
Canadian Committee to Protect
alists

e Monast est le Directeur Exécutif
resse Libre. Récipiendaire de 49
ttéraires Internationaux, dont le
France-Canada et Guillaume
linaire.
International Prizes, such
nce-Canada Prize, Guillaume
aire, and three Gold Medals, four
and two Silver

eut savoir, saura, mais qui
norer refusera toutes les
s, même les preuves les
uses.

ts to know, will surely
uth, but who wants to
leny all evidences,

FAX-TELECOPIE–FAX–TELECOPIE–FAX–TELECOPIE–FAX–TELECOPIE–FA

"N'oublions jamais que le but premier de l'homme est la Liberté."
"Don't we ever forget that the first meaning of man is Freedom."

18 Nov. 93 ; par tél., me dit qu'il ne peut pas révéler aucune de ces informations.

DATE 16 Nov. 93

DESTINATAIRE (TO) BADAR

A/S (C/O) Steve Schaus Ph: 613-954-5037

FAX No. 1(613) 954-1894

FROM (DE) JOURNALIST – SERGE MONAST

Nombre de pages (Number of pages) 2

ISTC (Industrie, Science et Technologie Canada).

OBJET (Reasons for the Fax) Information concernant les compagnies affiliées à la CDC Life Science, y compris les produits fabriqués par celles-ci.

Agence Internationale de la Presse Libre
International Free Press Network

Réseau International d'Information axé sur le Journalisme d'Enquête.
International Press Network which goal is Investigation Journalism.

Journalisme d'Enquête International dans les sphères du Politique, de l'Economique, du Sociale du Militaire et du Médical.
International Investigation in Political, Economical, Social, Military and Medical fields.
****

AIPL Agence Internationale «Presse Libre Nord-Américaine» [redacted]
The Only International free Press Agency in North America c.p.417, Succ. Outremont, Montréal, Qué. H2U

ce de Presse Internationale.
national Press Agency.

on d'Édition de Dossiers
x
sher of Special Documents

nalisme d'Enquête International.
national Investigation
nalism.

rre de Volumes spéciaux.
ns et rares
y service: Books & Cassettes.

re: Association Canadienne des
stes
an Association of Journalists
ite Canadien pour la Protection
nalistes, et la Défense de leurs

nadian Committee to Protect
s

nas est le Directeur Exécutif
e Libre Récipiendaire de 49
res Internationaux, dont le
e-Canada et Guillaume

national Prizes, such
nada Prize, Guillaume
d three Gold Medals, four
i Silver

oir, saura, mais qui
efusera toutes les

M. [redacted] Steve Schar / RADAR

Informations aussi complètes que possible sur les filiales de cette compagnie, si cela est possible. Merci.

*CDC LIFE SCIENCES Inc.
- K-VET Ltd
- Institut MÉRIEUX ✓
- BIO RESEARCH LABORATORIES
- STEELE CHEMICALS Co. LTD. ✓
- CONNAUGHT LABORATORIES Ltd.
- CONNAUGHT BIOLOGICS Ltd.
- Laboratoires NORDIC
- MARION Laboratories
- CANADA PHARMACAL

RAPPORT-TRANSM.

HEURE : 16/11/93 12:26
TEL. [redacted]
NOM : INT FREE PRESS NETW.

NO.	DATE	HEURE	DUREE	PGS	A	MODE	STATUT
094	16.11	12:25	01:21	02	613 954 1894	G3	OK

93 11:04 C.R.I.Q.BIBLIOTHEQ P.1/1

CRIQ

BORDEREAU DE TRANSMISSION

Centre de recherche
Industrielle du Québec
Information et Études
8475, rue Christophe-Colomb
Montréal (Québec) Canada
H2M 2N9

Tél.: (514) 383-3240
Télécopieur: (514) 383-3238

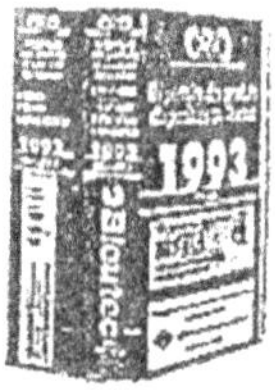

Date: 19/11/93

À: [illegible]

Cie:

De: Lucie Robillard

N° du destinataire: [redacted]

Nombre de pages: 1
(incluant celle-ci)

MESSAGE: Contrairement à ce que je vous ai dit ce matin, la personne ressource concernant votre demande est Christian [illegible] de notre bureau de Québec — Il peut être rejoint au 1-800-463-3390.
FAX: 1-418-652-2225
pages jaunes

Je l'ai appelé verbalement 19 Nov - 10:20 am

"Ass. Grossistes en Médicaments du Canada - rue Sherbrooke
Pho - 514-842-8627 [illegible]
FAX - 514-842-3061

CRIQ
CENTRE DE RECHERCHE
INDUSTRIELLE DU QUÉBEC
333, rue Franquet
C.P. 9038
Sainte-Foy (Québec)
Canada
G1V 4C7
Tél.: (418) 659-1550
Télex: 051-31569
Télécopieur: (418) 652-2225

DATE: ......

À: M. Serge Monast

CIE: ......

DE: Christian Letourneau

E: [redacted]

9 .... (incluant celle-ci)

LABORATOIRES NORDIC INC.

Usine
2150, boul. St-Elzéar Ouest
Laval (Chomedey) H7L 4A8
514-331-9220 télex: 055-62115
télécopieur: 514-334-8016

Employés production: 91 autres: 337

Correspondance
C.P. 403, succursale St-Martin
Laval H7S 2A4

Responsables
princ. adm. M. Kirk Schueler, président et directeur général
production M. Claude Bourgon
ventes M. Christopher Dean
achats M. Louise Vincent
ress. humaines M. John Zukauskas

Produits fabriqués médicaments anti-angineux • médicaments anti-inflammatoires • médicaments anti-ulcéreux • médicaments antiémétiques et antinauséeux • médicaments antidiabétiques • médicaments antihypertensifs • médicaments d'ordonnance • médicaments en vente libre • médicaments gastro-intestinaux • vitamines et minéraux (suppléments de)

Marques de commerce (produits fabriqués)
CARDIZEM; CARDIZEM SR; CORTIMENT; FLUOTIC; GLUCOPHAGE; MAXERAN; NORFEMAC; PENTASA; RETELAST; SULCRATE; SULCRATE, SUSPENSION; ON PLUS

-107-

MARION MERRELL DOW (CANADA) INC.
2150 St-Elzear Blvd West
Laval, QC, H7L 4A8
TELEPHONE: (514) 331-9220
FAX: (514) 339-5144

Richmond Hill Facilities
380 Elgin Mills Rd East
Richmond Hill, Ont. L4C 5M2
TELEPHONE: (416) 883-1915
FAX: (416) 883-4344

Kirk Schueler, President
Jean-Paul Marsan, Dir Corp Affairs
Gary Handelsman, VP Corp Affairs
Christopher Dean, VP Commercial Dir, Nordic (Laval)
Jeannine Moreland, VP Commercial Dir, Merrell Dow (Richmond Hill)
Michel Galataud, Dir Sales, Nordic (Laval)
Mike Thomas, Dir of Sales, Merrell Dow (Richmond Hill)
Jacques Cousineau, Acct Sales Mgr, Merrell Dow (Richmond Hill)
Pierre Legault, Controller
Classification: 1,2,9,17
Sector: Rx, OTC

NOV 19 '93 12:55 CRIQ STE FOY P.4

BIO-RESEARCH LABORATORIES LTD.
87 Senneville Road
Senneville, Qué. H9X 3R3
TELEPHONE: (514) 630-8200
FAX: (514) 457-3883
Telex: 05-821582
M.F. Ankcorn, Pres & CEO
P. Bancroft, Dir of Finance
Classification: 19 (Contract Research)

CONNAUGHT LABORATORIES LTD.
1755 Steeles Ave W.
Willowdale, Ont. M2R 3T4
TELEPHONE: (416) 667-2701
FAX: (416) 667-0313
Telex: 06-22184
Myles G. McCormick, Dir Mktg
Peter J. Campbell, Pres COO
Dr Robert Van Exan, Ass't Dir,
Scientific Services
Classification: 1
Sector: Rx

NOV 19 '93 12:55 CRIQ STE FOY (A REMARQUER ICI, LE PERSONNEL D'ORIGINE P.5
AMERICAINE).

BLUMSTEIN, ALEXANDRE

Prof, Univ of Lowell, 1 Univ Ave, Lowell, MA 01854. CAREER: 1964, Asst Prof, Univ of Lowell; 1962-64, Univ of Delaware, Res. Assoc. EDUCATION: PhD, Univ of Strasbourg, Chem Eng., Univ of Toulouse; B.Sci., Sorbonne. PUBLICATIONS: 105, primarily in Polymer Sci. & Colloid Sci. Books: Editor of 2. Most significant book: "Liquid Crystalline Order in Polymers", Acad. Press, 1978. ACHIEVEMENTS: Recognition of Spontaneous Organization of Mesogenic Polymers and of the Multiple Nature of Polymeric Liquid Crystalline Phases. ORGANIZATIONS: ACS, Polymer and Colloid Sections. HONORS: NSF and PRF Grants; Visiting Prof, Univ of Grenoble; Awarded "Univ.Professorship", 1981, Univ. of Lowell. EXPERTISE: Polymer science, Liquid crystals, Polyelectrolytes, Interfaces. PERSONAL: Born Jan 13, 1930, Grodno, Poland. Married Dec 5, 1959, to Rita. Children: Sylvie, Tanya. Residence: 2 Regina Dr., Chelmsford, MA 01824.

*En ce matin du 15 Avril 94, M. Christian Létourneau du CRIQ à Ste-Foy m'a fait part qu'il n'était pas possible, pour l'instant, ni d'être assuré avec certitude, ni de ne pas l'être à propos de cette Liste de Chercheurs Spécialistes en "Cristaux Liquides", à savoir si oui ou non ceux-ci ont déjà eu des liens avec la CONNAUGHT LABORATORIES...

CARR, EDWARD F.

Prof, Phys, Univ of Maine at Orono, Dept of Phys, Orono, ME 04473. CAREER: Asst Prof, St. Lawrence Univ, 1954-57. EDUCATION: PhD, Phys, 1954; BS, 1943. PUBLICATIONS: 40, primarily in liquid crystals. PATENTS: 1 concerning heat transfer using liquid crystals. ORGANIZATIONS: Am Phys Soc; Sigma Xi; Am Assn of Phys Teachers. EXPERTISE: Experimental research in liquid crystals. PERSONAL: Born Aug 18, 1920, St. Johnsburg, VT. Married 1954, to Elizabeth. Children: Rebekah, Karen, Elizabeth. Residence: 41 Mainwood Ave, Orono, ME 04473.

CHRISTENSEN, RICHARD G.

Res Chem, 1960—, National Institute of Standards & Technology, Gaithersburg, MD 20899. EDUCATION: BS, Chem, Univ of NE, 1960; MS, Electrochem, Univ of NE, 1964. PUBLICATIONS: 22, primarily in polymer characterization, chromatography. Other writings: 2. PATENTS: 1 concerning Liquid Chromatography, Mass Spectrometry. ACHIEVEMENTS: Cont to issuance of many standard reference matls, Designed and constr a differential refractometer, and an interface for LC/MS. EXPERTISE: Supercritical fluid chromatography, Liquid crystal, Mass spectroscopy. PERSONAL: Born Nov 7, 1938. Married 1965. Children: 3. Residence: 6 Walker Ave, Gaithersburg, MD 20877.

NOV. 19 '93 12:56 CRIQ STE-FOY P.6

SPACIAL

GELERINTER, EDWARD

Prof of Phys, Kent State Univ, Kent, OH 44242. CAREER: NASA-Lewis, 1967, 1968; Union Carbide, 1966; MIT, Lincoln Labs, 1961. EDUCATION: PhD, Cornell, 1966; BEE, CCNY, 1958. PUBLICATIONS: 1, primarily in Biophys, Liquid Crystals, Spin Crossover Systems, Glass Formation. ACHIEVEMENTS: Studies in the effects of antibiotics and sterols in planer multibilagers, liquid crystal studies; Studies of glass formation in liquid crystal and isotrpic mtl. ORGANIZATIONS: Am Assn of Phys Teachers; APS; Sigma Xi. HONORS: Previous Support NASA-Applications of Ion Beam Tech; NIH-Sperm Capacitation Studies; NSF; AFOSR NIH-Instrumentation; also Sigma Pi Sigma; Cornell Univ Fellow, BEE (cum laude). EXPERTISE: Paramagnetic Resonance, Liquid Crystals, Biophysics, Spin Crossover Studies, Applications of Ion Beam Technology. PERSONAL: Born Oct 27, 1936, New York, NY. Married Sep 1, 1963, to Pearl Elaine.

ANTIBIOTIQUES

GRIFFIN, ANSELM, III

Prof Chem and Polymer Science, 1975—, Univ of Southern Mississippi, Box 5043 Southern Station, Hattiesburg, MS 39406. EDUCATION: PhD, Chem, Univ of Texas, 1975; BS, Chem, Miss. Coll, 1969. PUBLICATIONS: 48, primarily in liquid crystals, organic chemistry, polymeric liquid crystals. Books: Editor of 1. Other writings: 2 edited special volumes in Molecular Crystals and Liquid Crystals. ACHIEVEMENTS: USM Faculty Res. Award, 1980 and 1988; USM Excellence in Teaching Award, 1975. ORGANIZATIONS: ACS; N Am Thermal Analy Soc; Alpha Chi; Phi Lambda Upsilon; Alpha Epsilon Delta; Omicron Delta Kappa; Royal Soc of Chem. EXPERTISE: Liquid crystals, polymeric liquid crystals. PERSONAL: Born Dec 19, 1946, Greenville, MS. Married Jun 21, 1969, to Carol Ann. Children: Jessica, Julie, Jane. Residence: 108 Beechwood Drive, Hattiesburg, MS 39401.

JONES, FREEMAN B.

Pres, Tembor Inc, 917 Lawrence Drive, Thousand Oaks, CA 91320. CAREER: Rockwell Internationl, Science Center, California. EDUCATION: PhD Physical Organic Chemistry, Wayne State Univ, 1970. PUBLICATIONS: 20, primarily in Physical Organic Chemistry & Liquid Crystals. PATENTS: 10 concerning Liquid Crystal Materials; Liquid Crystal Accelerometer, 1976. ACHIEVEMENTS: Discovery of Liquid Crystal systems suitable for Liquid Crystal Displays. ORGANIZATIONS: American Chemical Society. EXPERTISE: Liquid Crystals.

NOV 19 '93 12:57 CRIQ STE FOY P.7

LABES, MORTIMER M.

Prof of Chemistry, Temple Univ, Philadelphia, PA 19122. CAREER: Temple Univ, 1970-present; Drexel Univ, 1967-70, Prof of Chem.; Franklin Inst. 1957-67, Technical Dir, Chem. Div. EDUCATION: PhD, MIT, 1954; AB, Harvard, 1950. PUBLICATIONS: 200, primarily in Physical Chemistry. Books: Editor of 5. Most significant book: "Physics and Chemistry of Organic Solid State," Wiley, 1963-67. PATENTS: 14 concerning Liquid Crystals - "Fluorescent Liquid Crystal Display", 1980. ACHIEVEMENTS: Discoverer of metallic properties of the polymer (SN)x. ORGANIZATIONS: ACS; APS. HONORS: ACS, Phila Sect Award, 1979. EXPERTISE: Liquid crystals, Electronic properties of solids.

PALFFY-MUHORAY, PETER

Sr Res Fellow, Adjunct Assoc Prof of Phys, 1987—, Kent State Univ, Liquid Crystal Institute, Kent, OH 44242. CAREER: Phys Instructor, Copilana Coll; Hon Asst Prof of Phys, Univ of British Columbia. EDUCATION: BASc, Electrical Eng; MASc, Elec, Eng; PhD, Phys. PUBLICATIONS: 46, primarily in Physics (Liquid crystals, statistical mechanics, pedagogy). ORGANIZATIONS: Am Phys Soc; Sigma Xi; SPIE. EXPERTISE: Liquid crystals. PERSONAL: Born May 20, 1944, Hungary. Married 1985. Children: 1. Residence: 1966 Brookview Dr, Kent, OH 44240.

PELCOVITS, ROBERT A.

Asst Prof of Physics, Brown Univ, Providence, RI 02912. CAREER: Res Assoc, Brookhaven Natl. Lab, 1979-80; Res Assoc, Univ of Illinois, 1978-79. EDUCATION: PhD, Physics, Harvard Univ, 1978; MS and BA, 1974, Physics, Univ of Pennsylvania. PUBLICATIONS: 22, primarily in Condensed matter theoretical physics. ORGANIZATIONS: Amer. Physical Soc. HONORS: Alfred P. Sloan Foundation Fellow; Bergmann Memorial Fund Fellow; IBM Predoctoral Fellow. EXPERTISE: Theoretical Condensed Matter Physics, Liquid Crystals, Amorphous Materials. PERSONAL: Born Jan 25, 1954, New York, NY. Married 1978, to Marjorie A.

RAO, DEVULAPALLI V. G. L. N.

Prof, Phys/Dir, Graduate Prgm, 1975—, Univ of Massachusetts at Boston, Harbor Campus, Boston, MA 02125. CAREER: Graduate Prgm Dir, 1978-80, Chmn, Phys Dept, 1978, Prof, Phys, 1975, Assoc Prof, Phys, 1968-75, Univ of Massachusetts. EDUCATION: DSC, 1958, Andhra Univ, India; MSC, 1954, Andhra Univ, India; BSc (Honors) 1953, Andhra Univ, India. PUBLICATIONS: 42, primarily in Solid State Physics, Quantum Electronics, Liquid Crystals. ACHIEVEMENTS: Observation of self-focusing in liquid crystal materials, reported the highest nonlinear index for any Kerr type liquid, Optical pulse narrowing in liquids. ORGANIZATIONS: Mem, Am Physical Soc, OSA. HONORS: NSF Grant-"Nonlinear Optics in Liquid Crystals" 1970-1972; 1972-1974 Res Fellow, Gordon MacKay Lab, Harvard Univ; 1967-1969 Paper on Self-Focusing in Liquid Crystals, Selected for Press Release by Am. Physical Soc. in 1974. EXPERTISE: Nonlinear Optics, Liquid Crystals. PERSONAL: Born Jul 6, 1933, Pithapuram, India. Married May 24, 1962, to Lalitha. Children: Radhika, Sandhya, Sudhamsu. Residence: 33 Whipple Road, Lexington, MA., 02173.

militaire

SCHNUR, JOEL M.

Head, Biomolecular Eng Branch, Chem Div, 1984—, Naval Research Laboratory, Code 6190, Washington, DC 20375. CAREER: Deputy Head, Optical Probes Branch, NRL, 1981-84; Full Prof of Chemistry, Univ of Paris, 1983, 84; Vice Pres, Concepts Unlimited, Burke, VA-present; NAS Res Fellow, 1972, Parma, Italy. EDUCATION: PhD, Georgetown Univ, 1971. PUBLICATIONS: 75, primarily in chemical physics, biomolecular engineering. Books: Editor of 1. Other writings: Five. Most significant book: Technological Applications of Biological Microstructures, Plenum Publishing. PATENTS: 14 concerning electronics, physics, liquid crystals, desensitizing agent for compositions containing crystalline high energy nitrates, biotechnology, microstructures. ACHIEVEMENTS: Demonstrated applicability of picosecond and brillouin spectroscopies to complex material problems; developed biologically derived microstructures for non medical applications; liquid crystal waveguides; developed novel microlithographic process for submicron applications. ORGANIZATIONS: NY Acad of Sci; Sigma Xi; ACS. HONORS: NAS Post Doctoral Fellowship, NRC Post Doctoral Fellowship. EXPERTISE: Liquid crystals, Vibrational spectroscopy, Picosecond spectroscopy, Energetic materials, Biomolecular Engineering, Microstructure fabrication. PERSONAL: Born Feb 5, 1945, Washington, DC. Married Nov 22, 1971, to Sara Lee McKinney. Children: Tatiana. Residence: 6009 Lincolnwood Ct., Burke, VA 22015.

NOV 19 '93 12:58 CRIQ STE FOY P.9

SHEA, PAUL Y.

3862 Banyan St., Irvine, CA 92714. CAREER: Sr Proj Engr, Hughes Aircraft Co, 1978-; Dept Mgr, Hughes Aircraft Co, 1976-78; Sect Hd, Hughes Aircraft, 1973-76. EDUCATION: PhD, Chem Eng, Rensselaer Polytech Inst; 1959; MS, Chem Eng, Kansas St Univ, 1957; BS, Chem Eng, Natl Taiwan Univ, 1950. PUBLICATIONS: 4, primarily in physical chem. PATENTS: 10 concerning mostly liquid crystal display devices: A Novel Copy System, 1971. ACHIEVEMENTS: Liquid crystal display tech; Forward looking infrared syst. ORGANIZATIONS: ACS; AAAS; Sigma Xi; Phi Kappa Phi. HONORS: Texaco Fellow, Am. Men & Women of Sci. EXPERTISE: Liquid crystals, Microelectronic packaging, Forward looking infrared systems. PERSONAL: Born Oct 4, 1927, Taiwan, China. Married Mar 27, 1952, to Amy. Children: Cara, Erna, Theodore, Michael. Residence: 3862 Banyan St., Irvine, CA 92714.

SMITH, GEORGE W.

Principal Research Scientist, Res Lab, 1987—, General Motors Corp, Twelve Mile & Mound Rds., Warren, MI 48090. CAREER: Lecturer, Cranbrook Inst of Science, 1963-pres. EDUCATION: PhD, Rice Univ, 1958; MA, 1956; BA, Knox Coll, 1954. PUBLICATIONS: 71, primarily in low temperature physics, chemical physics; molecular physics; magnetism; liquid crystals; transport properties of gases. Books: Editor of 1. Other writings: Review Chap, Advance in Liquid Crystal. Most significant book: "Particulate Carbon: Formation During Combustion", Plenum Press, 1981. PATENTS: 6 concerning temperature, liquid crystal devices, heater control method for liquid crystal devices. ACHIEVEMENTS: Co-Chair Intl Symposium on "Particulate Carbon."; Found & Chair Gordon Conf. on orientational disorder in crystals; In-car demo liquid crystal displays; Meas. molecular G-factor in bulk gas; Editorial Consultant, Encyclopedia of Applied Physics 1988-. ORGANIZATIONS: Fellow, APS; Sigma Xi (Past Pres, GMR Chap). HONORS: Fellow, APS; Knox Coll Alum Achievement Award, 1977; GM Res Lab Cambell Award, 1980; McCuen Award, General Motors Res Lab, 1985; Phi Beta Kappa. EXPERTISE: Liquid crystals, Molecular physics, Disorder in crystals, Physics of carbon. PERSONAL: Born Sep 9, 1932, Des Plaines, IL. Married Sep 7, 1956, to Mary Lee. Children: Dean Webster, Grant Sackett. Residence: 1882 Melbourne, Birmingham, MI 48009.

Gouvernement du Québec
L'Inspecteur général
des institutions financières
Direction des entreprises

Québec, le 23 novembre 1993

AGENCE INTERNATIONALE "PRESSE
LIBRE NORD-AMÉRICAINE"
Att. Monsieur Serge Monast
C. P. 417, Succ. Outremont
Montréal (Québec)
H2V 4N3

Objet *: DEMANDE DE RENSEIGNEMENTS*

Monsieur,

Nous accusons réception de votre télécopie en date du 15 novembre 1993, concernant la demande ci-haut mentionnée, et veuillez trouver en annexe les renseignements demandés.

Nous désirons vous informer que nous avons, à notre bureau de Montréal, des écrans et des imprimantes pour consulter les renseignements mis à la disposition du public, si celà peut vous être utile.

Nous vous prions d'agréer, Monsieur, l'expression de nos sentiments distingués.

Service de l'immatriculation

Françoise Simard

FS/gv

☐ 800, place D'Youville
6ᵉ étage
Québec (Québec)
G1R 4Y5

☐ 800, place Victoria
Niveau promenade
C.P. 355
Montréal (Québec)
H4Z 1H9

Télécopieurs: Québec: (418) 646-9660/Montréal: (514) 873-6431

ANNEXE

- Dén. sociale actuelle: "CONNAUGHT BIOSCIENCES INC."
- Dén. sociale ancienne: "CDC SCIENCES DE LA VIE INC."
- Numéro de dossier : 1340-4769
- Mode de constitution : Loi sur les sociétés par actions de régime fédéral
- Date de constitution : Le 14 juin 1973
- État juridique : Entreprise dissoute le 26 novembre 1990
- Adresse du siège social : 55, University Avenue
Suite 1500
Toronto, Ontario
M5J 2H7
- Noms de(s) administrateur(s): Monsieur Serge Gouin, président
- Activité(s) au Québec: Sociétés de portefeuille (holdings)

- Dén. sociale actuelle: "K. VET LIMITED"
- Numéro de dossier : 1108-7202
- Mode de constitution : Charte de l'Ontario
- Date de constitution : Le 1er septembre 1969
- État juridique : Inactive au Québec
- Adresse du siège social : 420, Beaverdale Road
Cambridge, Ontario
- Noms de(s) administrateur(s): Monsieur Douglas L. Kimpel
100, Blenheim Road
Cambridge, Ontario
N1S 1G1

...2

-	Activité(s) au Québec:	1[e]	Ind. Prod. Pharmaceutiques et médicaments
		2[e]	Autres commerces de gros
		3[e]	Ind. prod. chim. inorganiques d'usage industriel
-	Nombre d'employé(s) au Québec :		Entre 50 et 99

-	Dén. sociale actuelle:	"FONDATION POUR L'AVANCEMENT DE L'IMMUNISATION ET DE LA RECHERCHE IMMUNOLOGIQUE (F.A.I.R.) INC."
-	Dén. sociale ancienne:	"FONDATION MERIEUX CANADA INC."
-	Numéro de dossier :	1474-7687
-	Mode de constitution :	Loi sur les compagnies - partie III, L.R.Q.
-	Date de constitution :	Le 2 mars 1977
-	État juridique :	Actif
-	Adresse du siège social :	23, rue Henley Mont-Royal, Montréal H3P 1V4
-	Noms de(s) administrateur(s):	Messieurs Jonas Salk, président 2444, Ellenton Road La Jolla, California 92037 États-Unis Charles Merieux vice-président 17, boul. des Belges Lyon 6eme, FRANCE
-	Activité(s) au Québec:	Fondations
-	Nombre d'employé(s) au Québec :	Aucun

...3

- Dén. sociale actuelle:	"LABORATOIRES BIO-RECHERCHES LTÉE
- Numéro de dossier :	2743-3069
- Mode de constitution :	Loi sur les compagnies - Partie IA
- Date de constitution :	Le 14 décembre 1989
- État juridique :	Actif
- Adresse du siège social :	87, ch. Senneville Senneville, (Montréal) H9X 3R3
- Noms de(s) administrateur(s):	Monsieur Michael F. Ankcorn président 3, av. Kirkwood Beaconsfield, Montréal H9W 5L1
- Activité(s) au Québec:	Services de laboratoires de recherches
- Nombre d'employé(s) au Québec :	Entre 250 et 499

- Dén. sociale actuelle:	"CONNAUGHT LABORATORIES LIMITED"
- Numéro de dossier :	1673-8775
- Mode de constitution :	Charte de l'Ontario
- Date de constitution :	Le 22 juin 1972
- État juridique :	Inactive au Québec ???
- Adresse du siège social :	1755, Steeles Avenue West Willowdale, Ontario M2N 5T8
- Noms de(s) administrateur(s):	Monsieur W. A. Cochrane président

...4

- Activité(s) au Québec: Services de laboratoire de recherches

----

- Dén. sociale actuelle: "LABORATOIRES NORDIC INC."
- Numéro de dossier : 2164-6625
- Mode de constitution : Loi sur les compagnies - partie IA
- Date de constitution : Le 31 décembre 1983
- État juridique : Actif
- Adresse du siège social : 2150, boul. St-Elzéar ouest
Chomedey, Laval
H7L 4A8
- Noms de(s) administrateur(s): Monsieur Kirk R. Schueler
président
313, Pinetree Crescent
Beaconsfield, Montréal
H9W 5E2
- Activité(s) au Québec: Ind. Prod. pharmaceutiques et médicaments
- Nombre d'employé(s) au Québec : Entre 250 et 499

- Dén. sociale actuelle: "PHARMACO (CANADA) INC."
- Dén. sociale ancienne: "PHARMACO (CANADA) LTD"
- Numéro de dossier : 1485-6447
- Mode de constitution : Loi sur les sociétés par actions de régime fédéral
- Date de constitution : Le 13 juin 1958
- État juridique : Actif

...5

- Adresse du siège social : 3535, route Trans-Canada, Pointe-Claire, Montréal, H9R 1B4
- Noms de(s) administrateur(s): Monsieur D. M. Stout, président, 20358, Lakeshore Road, Baie D'Urfe, Montréal, H9X 1P7
- Activité(s) au Québec: Pharmacies (type commercial)
- Nombre d'employé(s) au Québec : Entre 250 et 499

Quant aux compagnies "STELLE CHEMICALS CO. LTD.", "CONNAUGHT BIOLOGICS LTD." et "MARION LABORATOIRES", nos dossiers ne révèlent pas l'existence des corporations sous les dénominations sociales mentionnées. Advenant que vous ayez de plus amples renseignements à ce sujet, nous continuerons nos recherches.

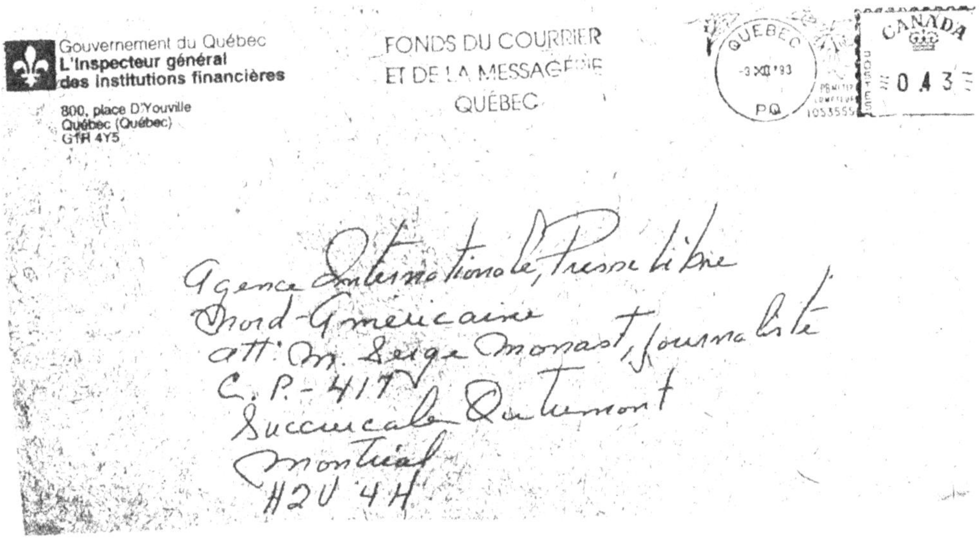

LES CRISTAUX LIQUIDES DE LA MORT

A l'automne de 1993, j'avais entrepris une enquête en profondeur en fonction d'en savoir plus au sujet des "Cristaux Liquides". En me servant des documents reçus de plusieurs sources aux Etats-Unis et en Australie concernant la perspective de cauchemar offerte par multiples combinaisons de manipulations entre les Cristaux et différents champs de la médecine traditionnelle, j'avais tracé une liste précise de questions avec lesquelles j'avais contacté les Départements de Médecine, de Biologie, de Chimie et de Physique de l'Université de Montréal.

Les Questions étaient celles-ci:

*Qu'est-ce qu'un "Cristal Liquide"?

*Quelles sont ses applications, surtout biologiques et médicales?

*Les Cristaux Liquides peuvent-ils être programmés?

*Un Cristal Liquide peut-il servir de "Récepteur"?

*Quelles peuvent être les utilisations des Cristaux Liquides dans l'Hollographie spaciale et militaire?

*Quelles peuvent être les applications strictement militaires des Cristaux Liquides?

Je dois vous avouer, très humblement, que j'ai eu un choc, non pas dans le sens des informations que je reçues, mais bien plutôt face à l'absence quasi totale de données scientifiques que pouvaient me fournir les départements énumérés ci-haut.

Sans exception aucune, des Professeurs, des Directeurs de Département de Science de l'Université de Montréal m'avouèrent, en premier lieu, qu'ils ne savaient pas si quelqu'un, dans leur département, était suffisamment spécialisé en ce domaine pour me fournir des réponses adéquates; en deuxième lieu, mes questions leur faisaient dire que je semblais en savoir plus au sujet des Cristaux Liquides que leur propre personnel enseignant; qu'ils ne savaient même pas, qui,au Canada,serait à même de m'apporter des réponses scientifiquement vérifiables; et qu'ils seraient fort intéressés que je puisse leur apporter des documents et des preuves quant aux nouvelles avenues que j'ouvrais avec mes questions!

Mes questions demeurèrent donc ouvertes, et le seul moyen que j'avais à ma portée pour élaborer des éléments de réponse, étaient de me referer à des journalistes étrangers; ce qui, en passant, ne peut se réaliser dans un délais de quelques mois.

Je me rappelle même avoir communiqué alors avec le Département de Médecine Vétérinaire au sujet de la mort suspecte survenue sur plusieurs Goélands à bec cerclé au cours de l'été 93. Ceux-ci nageaient alors dans le vide le plus absolu pour expliquer la mort suspecte de ces oiseaux. Lorsque je leur appris que la CIA avait déjà expérimenté la diffusion d'épidémies en servant d'oiseaux migrateurs comme transporteurs de bactéries, ceux-ci m'avouètent que non seulement cette perspective leur donnait la chair de poule, mais ne la niètent aucunement en se montrant des plus intéressés d'en savoir plus à ce sujet; ce qui leur permettrait, dans l'avenir, d'orienter leurs recherches en ce sens s'ils devaient se trouver devant des cas semblables à celui avec lequel ils étaient aux prises.

ÉPIDÉMIE DE SALMONELLOSE CHEZ DES GOÉLANDS À BEC CERCLÉ (*Larus delawarensis*).

Le 22 juillet 1993, une quarantaine de goélands à bec cerclé, adultes et immatures, ont été retrouvés morts sur la rive sud du Fleuve Saint-Laurent à Varenne. En raison de la présence d'usines de produits chimiques à proximité du site, un empoisonnement fut tout d'abord suspecté par le Service Canadien de la Faune. La télévision locale a même rendu l'événement public et a identifié ces industries comme étant responsables de la mort des oiseaux.

Trois goélands à bec cerclé immatures, dont un encore vivant, ont été soumis au Centre régional du Centre Canadien Coopératif de la Santé de la Faune à la Faculté de médecine vétérinaire (Saint-Hyacinthe) pour des examens post-mortem. L'animal vivant était faible, ne pouvait se tenir debout et ses yeux étaient à demi-clos. Les 3 sujets étaient sévèrement émaciés. À l'examen macroscopique, les caeca d'un oiseau étaient dilatés. L'examen histologique des tissus démontra une hépatite nécrotique granulomateuse multifocale ainsi qu'une typhlite ulcérative fibrineuse chez tous les sujets. Ces lésions étaient compatibles avec la salmonellose aviaire (infection paratyphique). L'isolement de *Salmonella thyphimurium* des trois foie a confirmé le diagnostic.
La salmonellose aviaire a souvent été rapportée comme cause de la mort d'oiseaux de mangeoires (voir Bulletin du C.C.C.S.F. vol.1, no.2). Cette condition est aussi rencontrée chez les oiseaux aquatiques (canards, foulques, goélands). La plus grosse colonie québécoise de goélands à bec cerclé niche sur une île du fleuve Saint-Laurent située à proximité de la berge où les goélands morts ont été trouvés. La forte densité de population présente à cet endroit pendant la saison de reproduction a pu jouer un rôle dans l'éclosion de l'épidémie.

Aucune mesure n'a été prise afin de contrôler l'épidémie qui semble s'être dissipée d'elle-même.

L'étude de ce cas met en évidence l'importance d'un examen post-mortem complet (macroscopique, microscopique et bactériologique) dans de telles épidémies.

Pour plus d'information:

Stéphane Lair, Faculté de médecine vétérinairre: (514) 773-8521 (404)
Jean Rodrigue, Sevice Canadien de la faune: (418) 648-5016

Université de Montréal
Faculté de médecine vétérinaire

C.P. 5000
Saint-Hyacinthe (Québec)
J2S 7C6

POSTES CANADA POST
10 IX 1993

Serge Monast
Agence Internationale Presse libre
C.P. 417 Succ. Outremont
H2V 4N3

Par ailleurs, les différentes découvertes que j'avais en main concernant le contrôle de la pensée à distance et les Cristaux liquides étaient déjà suffisantes en elles-mêmes pour remettre en question, la pratique de la Médecine Légale au sujet des morts suspectes; la pratique des enquêtes criminelles en ce domaine, et la pratique du droit concernant les accusations criminelles dans des cas de morts suspectes au niveau politique et professionnel. Mais comment est-il possible d'aider sa propre Société lorsque ceux qui la composent, pour la plupart, et pour diverses raisons, refusent ne serait-ce que la possibilité de regarder en face une réalité quelconque?

J'ai trop souvent eu à rencontrer ce genre de comportement dans plus d'un milieux, et j'avoue personnellement que le peuple dont je fais partie, ici au Québec, est non seulement des plus manipulés par sa classe politique et journalistique, mais encore, qu'il se dirige droit vers la catastrophe.

Le seul qui, à l'Université de Montréal, me fit parvenir une quelconque information quant aux "Cristaux Liquides" fut Michel Lafleur du Département de Chimie, mais je ne pus rien obtenir de tangible quant à des données biologiques et médicales en ce domaine.

Dec.13 '93 15:01 U DE M FAS CHIMIE FAX 514-343-7586 P. 1

Bordereau d'envoi par FAX (télécopieur) / FAX Transmission Cover Sheet

A / TO:	DE / FROM:
FAX: 270-7741	FAX: (514) 343-7586
Nom /Name, Adresse / Address: M. Serge Monast	Nom / Name: Michel Lafleur Titre / Title: professeur Tél/tel: 343-5936 **Département de chimie** Faculté des arts et des sciences **UNIVERSITÉ DE MONTRÉAL** C.P. 6128, Succursale A Montréal, Québec H3C 3J7
	DATE: 13/09/93
NOMBRE DE PAGES (incluant celle-ci): / NUMBER OF PAGES (including this one): 2	

Si vous n'avez pas reçu toutes les pages, veuillez nous en informer au numéro: (514) 343-7601
If all pages have not been received, please call back to the following number:

6 Bibliographie

P.G. deGennes, The Physics of Liquid Crystals, Oxford University Press, 1974

S. Chandrasekhar, Liquid Crystals, Cambridge University Press, 1977

Peter J. Collings, Liquid Crystals: Nature's delicate phase of matter, Princeton University Press, 1990

J. Goodby, R. Blinc, N. A. Clark, S. T. Lagerwall, M. A. Osipov, S. A. Pikin, T. Sakurai, K. Yoshino, B. Žekš, Ferroelectric Liquid Crystals, Gordon and Breach Science Publisher, 1991

Bonjour M. Monast,

voici des livres de référence pour les cristaux liquides; ils se trouvent aux librairies de McGill ou Concordia.

Bon succès dans vos projets

Ce qu'il est possible de dire, mais très en résumé ici, c'est que les Cristaux Liquides sont connus depuis 1888, ayant été découverts par un botaniste autrichien, du nom de Reinitzer, et que selon la température et le milieu ambiant dans lequel ils se trouvent, ils peuvent passer de l'état liquide à l'état solide avec des propriétés et des applications aussi diverses que l'imagination peut le permettre.

Quoi qu'il en soit, et c'est le plus important ici, c'est que la CIA et la Médecine Expérimentale Américaine ont mis au point, à date, des méthodes pour permettre à certains Cristaux liquides d'être directement injectés dans le flot sanguin pour, par la suite, se loger d'eux-même dans certaines régions du cerveau humain, et influencer ainsi directement le comportement d'un individu.

Pour ceux intéressés à faire de plus amples recherches dans ce domaine, je mets ic à la disposition de tous une Bibliographie aussi complète que possible concernant ces Cristaux Liquides, et leurs applications.

LA PRESSE, MONTRÉAL, SAMEDI 17 MAI

SCIENCES ET TECHNIQUES

Un avenir prometteur pour les cristaux liquides

Les affichages numériques électro-optiques par cristaux liquides sont maintenant très employés dans les montres, les calculatrices de poche et les pendules. Le succès de tels dispositifs dépend entièrement de la qualité de la pellicule fine et fluide de la substance qui forme les cristaux liquides utilisées pour présenter les chiffres.

Il a fallu longtemps avant d'arriver à réaliser des affichages par cristaux liquides qui soient satisfaisants simplement parce qu'on ne disposait pas d'une substance possédant de bonnes caractéristiques simples mais les choses ont changé subitement avec la découverte des cyanobiphényles.

Le potentiel des cristaux liquides semblait être excellent et cela a été confirmé par un important programme d'essais au Royal Signs and Radar Establishment. Il y a eu une demande immédiate pour les nouveaux cristaux liquides.

Les cristaux liquides

Qu'est-ce que les cristaux liquides? On les connait depuis des années puisqu'ils ont été découverts en 1888 par le botaniste autrichien Reinitzer. Il a observé que le benzoate de cholestéryl fondait rapidement à 145° C mais ne formait pas un liquide clair. Au lieu de cela, il donnait un fluide ...

optique, c'est-à-dire lorsqu'elles affectent soit une structure dextrogyre, soit une structure lévogyre, optiquement inverse l'une par rapport à l'autre, comme un objet l'est par rapport à son image dans un miroir. Du fait de l'asymétrie des champs de force intermoléculaires d'un cristal liquide en phase entièrement composée de molécules dextrogyres ou de molécules lévogyres, les molécules ne sont plus disposées simplement parallèlement sur trois dimensions, mais le premier diagramme de la page trois donne une idée de leur agencement. Les molécules restent parallèles les unes aux autres dans des plans, mais leurs extrémités ne sont pas disposées de manière ordonnée. Les cristaux ayant cette sorte de structure sont appelés cristaux liquides cholestériques.

En traversant de bas en haut une pile de ces plans parallèles, nous constatons que les axes longs des molécules sont disposés progressivement dans le même sens, formant une hélice dextrogyre ou lévogyre au pas bien défini. A cause du rapport $\lambda = Pn$, λ étant la longueur d'onde de la lumière incidente, P le pas et n l'indice de réfraction (en général environ 1,5), de tels cristaux ont la propriété de réfléchir sélectivement la lumière ...rée, lorsque P est da... me de longue... lumière

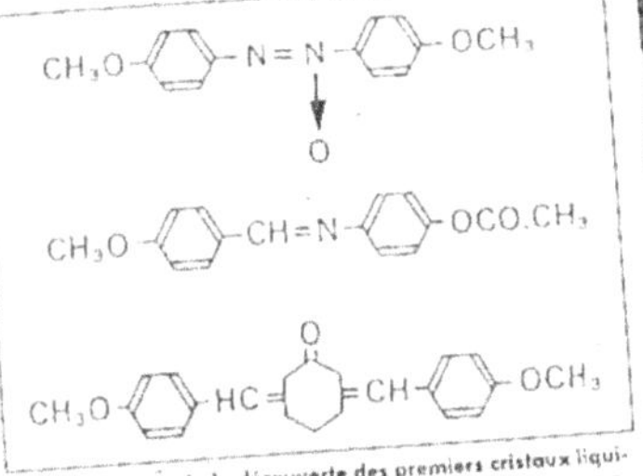

Peu de temps après la découverte des premiers cristaux liquides, on constata que d'autres composés organiques se comportaient de manière similaire. Tous ces composés avaient des molécules longues et étroites et contenaient des systèmes de cycles et des liaisons doubles leur donnant de la rigidité.

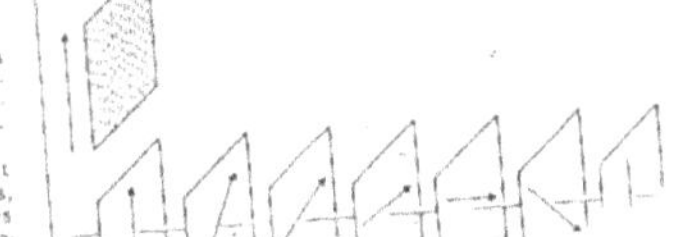

Transition réversible d'un cristal liquide nématique (a) au liquide isotrope dont les molécules sont en désordre (b).

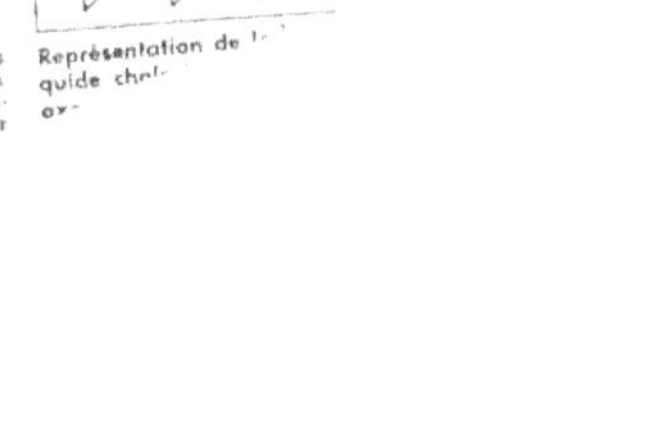

Représentation de l... quide chol... ox...

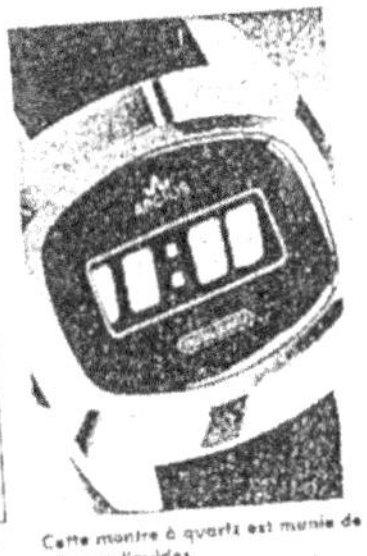

Cette montre à quartz est munie de cristaux liquides.

avoir à produire d'énergie lumineuse dans le dispositif. Lorsqu'on coupe le courant, les molécules se réalignent rapidement pour former l'hélice. C'est la base de l'affichage dans lequel les cristaux liquides de cyanobiphényle ont donné de si bons résultats. Le seul mouvement est celui des molécules, les temps de réponse sont donc très rapides et, avec une consommation de courant dans la gamme des microwatts les piles ont une longue durée.

Les dispositifs cholestériques

Les cristaux liquides biphényles nous donnent la possibilité de réaliser des composés cholestériques stables. Il suffit d'introduire une chaîne de carbone en X au lieu de $CH_3 (CH_2n)$ - ou de $CH_3 (CH_2n) O$ - et à conditi... le système ait une optique pa... gr...

BIBLIOGRAPHY

1. W. Kast, *Landolt-Bornstein*, 6th ed., Vol. II, Springer, Berlin, 1960, Part 2a, p. 266.
2. D. Demus, H. Demus, and H. Zaschke, *Flüssige Kristalle in Tabellen*, Verlag Grundstoffind, Liepzig, 1974.
3. S. Chandrasekhar, B. K. Sadashiva, K. A. Suresh, *Pramana* **9**, 471 (1977).
4. J. D. Brooks and G. H. Taylor, *Carbon* **3**, 185 (1965).
5. O. Lehmann, *Flüssige Kristalle, sowie Plästizitat von Kristallen im Allgemeinin, Moledulare Umlagerungen and Aggregatzumstandsänderugen*, Englemann, Leipzig, Germany, 1904.
6. A. Blumstein, ed., *Liquid Crystalline Order in Polymers*, Academic Press, Inc., New York, 1978.
7. E. T. Samulski and D. B. DuPré, "Polymer Liquid Crystals" in G. H. Brown, ed., *Advances in Liquid Crystals*, Vol. 4, Academic Press, Inc., New York, 1979.
8. G. H. Brown and J. J. Wolken, *Liquid Crystals and Biological Structures*, Academic Press, Inc., New York, 1979.
9. D. Chapman, "Liquid Crystals and Biological Membranes" in F. Saeva, ed., *Liquid Crystals: the Fourth State of Matter*, Marcel Dekker, Inc., New York, 1979.
10. A. Saupe, *Z. Naturforsch. Teil* **A19**, 161 (1964); *Angew. Chem. Int. Ed.* **61**, 947 (1974).
11. P. G. deGennes, *The Physics of Liquid Crystals*, Oxford University Press, (Clarenden), London, Eng., 1974, pp. 24, 30, 45.
12. D. B. DuPré and L. L. Chapoy, *J. Chem. Ed.* **56**, 759 (1979).
13. G. H. Brown, *J. Colloid Interface Sci.* **58**, 534 (1977).
14. A. deVries and D. L. Fischel, *Mol. Cryst. Liq. Cryst.* **16**, 311 (1972).
15. A. M. Levelut and M. Lambert, *C. R. Acad. Sci. Ser. B.* **B272**, 1018 (1971).
16. F. Grandjean, *Compt. Rend.* **166**, 165 (1917).
17. D. Coates and G. W. Gray, *Microscope* **24**, 117 (1976).
18. N. H. Harthshorne, *The Microscopy of Liquid Crystals*, Microscope Publications, Ltd., Chicago, Ill., 1974.
19. N. H. Hartshorne in G. W. Gray and P. A. Winsor, eds., *Liquid Crystals and Plastic Crystals*, Vol. 1, Ellis Horwood Ltd., Chichester, Sussex, Eng., 1974, Chapt. 2.
20. A. deVries, *Mol. Cryst. Liq. Cryst.* **24**, 337 (1973).
21. H. Sackmann and D. Demus, *Mol. Cryst. Liq. Cryst.* **2**, 81 (1966).
22. H. Sackmann, and D. Demus, *Mol. Cryst. Liq. Cryst.* **21**, 239 (1973).
23. E. M. Barrall II, J. W. Goodby, and G. W. Gray, *Mol. Cryst. Liq. Cryst.* **49**, 319 (1979).
24. J. W. Goodby and G. W. Gray, *Mol. Cryst. Liq. Cryst.* **49**, 217 (1979); A. deVries, *J. Chem. Phys.* **70**, 2705 (1979).
25. W. Helfrich and C. S. Oh, *Mol. Cryst. Liq. Cryst.* **14**, 289 (1971).
26. M. Leclerc, J. Billard, and J. Jacques, *Mol. Cryst. Liq. Cryst.* **8**, 367 (1969).
27. W. Z. Urbach and J. Billard, *C. R. Acad. Sci. Ser. B* **B274**, 1287 (1972).
28. R. B. Meyer, L. Liebert, L. Strzelecki, and P. Keller, *J. Phys. (Paris) Lett.* **36**, L-69 (1975).
29. A. deVries, "Structure and Classification of Thermotropic Liquid Crystals" in ref. 9.
30. A. J. Leadbetter and R. M. Richardson, *Mol. Phys.* **35**, 1191 (1978).
31. A. deVries, A. Ekachai, and N. Spielberg, *Mol. Cryst. Liq. Cryst.* **49**, 143 (1979).
32. G. W. Gray and J. E. Lydon, *Nature* **252**, 221 (1974).
33. W. L. McMillan, *Phys. Rev.* **A9**, 1720 (1974).
34. A. C. Griffin and J. F. Johnson, *J. Am. Chem. Soc.* **99**, 4859 (1977).
35. T. R. Taylor, S. L. Arora, and J. L. Fergason, *Phys. Rev. Lett.* **25**, 722 (1970).
36. R. A. Wise, D. H. Smith, and J. W. Doane, *Phys. Rev.* **A7**, 1366 (1973).
37. A. J. Leadbetter, M. A. Mazid, B. A. Kelly, J. W. Goodby, and G. W. Gray, *Phys. Rev. Lett.* **43**, 630 (1979).
38. D. E. Moncton and R. Pindak, *Phys. Rev. Lett.* **A43**, 701 (1979).
39. S. Diele, P. Brand, and H. Sackman, *Mol. Cryst. Liq. Cryst.* **17**, 163 (1972).
40. F. B. Rosevear, *J. Soc. Cosmet. Chem.* **19**, 581 (1968).
41. S. Friberg, ed., *Adv. Chem. Ser.* **152**, (1976).
42. S. Friberg and K. Larsson, "Liquid Crystals and Emulsions" in ref. 7, Vol. 2, 1976.
43. A. deVries, *Mol. Cryst. Liq. Cryst.* **10**, 219 (1970).
44. I. G. Chistyakov and W. M. Chaikowsky, *Mol. Cryst. Liq. Cryst.* **7**, 269 (1969).
45. G. W. Stewart, *Trans. Faraday Soc.* **29**, 982 (1933).

46. A. deVries, *Pramana* (Suppl. No. 1), 93 (1975).
47. A. deVries, *Mol. Cryst. Liq. Cryst.* **10**, 31 (1970).
48. A. deVries, *J. Phys. (Paris)* **36**, Cl-1 (1975).
49. H. Zocher and K. Coper, *Z. Phys. Chem.* **132**, 195 (1928).
50. P. Chatelain, *Bull. Soc. Fr. Mineral. Cristallogr.* **66**, 105 (1943).
51. D. W. Berreman, *Mol. Cryst. Liq. Cryst.* **23**, 215 (1974).
52. F. J. Kahn, *Appl. Phys. Lett.* **22**, 386 (1973).
53. F. J. Kahn, G. N. Taylor, and H. Schonhorn, *Proc. IEEE* **61**, 823 (1973).
54. I. Haller, *Appl. Phys. Lett.* **24**, 349 (1974).
55. J. L. Janning, *Appl. Phys. Lett.* **21**, 173 (1972).
56. Ref. 11, Sections 3.2 and 3.3.
57. W. Helfrich, *Mol. Cryst.* **21**, 187 (1973).
58. J. L. Ericksen, *Kolloid. Z.* **173**, 117 (1960).
59. R. S. Porter and J. F. Johnson in F. Eirich, ed., *Rheology*, Vol. 4, Academic Press, Inc., New York, 1967.
60. F. M. Leslie, "Theory of Flow Phenomena in Liquid Crystals" in ref. 7.
61. R. Dreher and G. Meier, *Phys. Rev.* **A8**, 1616 (1973).
62. J. Fergason, N. Goldberg, and R. Nadalin, *Mol. Cryst.* **1**, 315 (1966).
63. W. Elser and R. D. Ennulat, "Selective Reflection of Cholesteric Liquid Crystals" in ref. 7, Vol. 2, 1976.
64. O. Lehman, *Z. Phys. Chem.* **56**, 750 (1906).
65. G. W. Gray, *Molecular Structure and the Properties of Liquid Crystals*, Academic Press, Ltd., London, Eng., 1962, p. 41.
66. A. Saupe, *Mol. Cryst. Liq. Cryst.* **7**, 59 (1969).
67. F. P. Price and J. M. Wendroff, *J. Phys. Chem.* **75**, 2839 (1971).
68. D. Coates and G. W. Gray, *Phys. Lett.* **51A**, 335 (1975).
69. E. M. Barrall, II, and J. F. Johnson, "Thermal Properties of Liquid Crystals" in G. W. Gray and P. A. Winsor, eds., *Liquid Crystals and Plastic Crystals*, Vol. 2, Halsted Press, New York, 1974.
70. M. Lambert and A. M. Levelut in T. Riste, ed., *Anharmonic Lattices, Structural Transitions and Melting*, Noordhoff, Leiden, FRG, 1974, p. 375.
71. W. L. McMillan, *Phys. Rev.* **A6**, 936 (1972).
72. P. E. Cladis, *Phys. Rev. Lett.* **35**, 48 (1975); **39**, 720 (1977).
73. P. G. deGennes, *Solid State Commun.* **6**, 163 (1968).
74. R. B. Meyer, *Appl. Phys. Lett.* **14**, 208 (1968).
75. Ref. 11, pp. 246–247.
76. C. Robinson, *Tetrahedron* **13**, 219 (1961).
77. R. W. Duke and D. B. DuPré, *J. Chem. Phys.* **60**, 2759 (1974).
78. G. W. Gray, *Mol. Cryst. Liq. Cryst.* **21**, 161 (1973).
79. S. Marčelja, *Solid State Commun.* **13**, 759 (1973); *J. Chem. Phys.* **60**, 2446 (1974); *J. Chem. Phys.* **60**, 3599 (1974).
80. G. W. Gray, *J. Phys. (Paris) Suppl.* **36**, Cl 337 (1975).
81. M. Dvolaitzky, J. Billard, and F. Poldy, *C. R. Acad. Sci.* **279**, 533 (1974).
82. G. W. Gray, K. J. Harrison, and J. A. Nash, *Electron. Lett.* **9**, 130 (1973).
83. P. Keller and L. Liebert in L. Leibert, ed., *Liquid Crystals: Solid State Physics*, Suppl. 14, Academic Press, Inc., New York, 1978, pp. 20–76.
84. J. B. Van Meter, *Eastman Org. Chem. Bull.* **45**(1), 1 (1973).
85. T. R. Criswell, D. C. Batesky, and B. H. Klanderman, *Abstracts, Fourth International Liquid Crystal Conference, Kent, Ohio, Aug. 1972, No. 116.*
86. I. Teucher, C. M. Paleos, and M. M. Labes, *Mol. Cryst. Liq. Cryst.* **11**, 187 (1970).
87. J. P. Van Meter and B. H. Klanderman in ref. 85, *No. 122.*
88. J. A. Castellano, M. T. McCaffrey, and J. E. Goldmacher, *Mol. Cryst. Liq. Cryst.* **12**, 345 (1971).
89. J. P. Van Meter and B. H. Klanderman in ref. 85, *No. 161.*
90. M. J. S. Dewar and R. S. Goldberg, *J. Org. Chem.* **35**, 271 (1970).
91. S. L. Arora, J. L. Fergason, and T. R. Taylor, *J. Org. Chem.* **35**, 4055 (1970).
92. R. E. Rondeau, M. A. Berwick, R. N. Steppel, and M. P. Serve, *J. Am. Chem. Soc.* **94**, 1096 (1972).
93. W. W. Lowrance, Jr., *Tetrahedron Lett.*, 3453 (1971).
94. R. Steinstrasser, *Z. Naturforsch.* **27b**, 774 (1972).
95. R. Steinstrasser, *Angew. Chem., Int. Ed. Engl.* **11**, 634 (1972).
96. W. R. Young, I. Haller, and D. C. Green, *J. Org. Chem.* **38**, (1973).

97. A. Blumstein, ed., *Am. Chem. Soc. Symp. Ser.* **74**, (1978).
98. A. Skoulios, "Mesomorphic Properties of Block Copolymers" in ref. 7, Vol. 1, 1975.
99. J. H. Wendorff, H. Finkelmann, and H. Ringsdorf, *J. Polym. Sci. Polym. Symp.* **63**, 245 (1978).
100. E. M. Barrall, II, and J. F. Johnson, *J. Macromol. Sci. Rev. Macromol. Chem.* **C17**, 137 (1979).
101. A. Blumstein and E. C. Hzu, "Liquid Crystalline Order in Polymers with Mesogenic Side Groups" in ref. 6.
102. Y. Bouligand, P. E. Cladis, L. Liebert, and L. Strzelecki, *Mol. Cryst. Liq. Cryst.* **25**, 233 (1974).
103. L. Onsager, *Ann. N.Y. Acad. Sci.* **51**, 627 (1949).
104. P. J. Flory, *Proc. R. Soc. Sect. A* **234**, 73 (1956).
105. D. L. Patel and D. B. DuPré, *Mol. Cryst. Liq. Cryst.* **53**, 323 (1979).
106. R. W. Morgan, *Macromolecules* **10**, 1381 (1977).
107. S. L. Kwolek, P. W. Morgan, J. R. Schaetgen, and L. W. Gulrich, *Macromolecules* **10**, 1390 (1977).
108. T. I. Bair, P. W. Morgan, and F. L. Killigan, *Macromolecules* **10**, 1396 (1977).
109. M. Panar and L. F. Beste, *Macromolecules* **10**, 1401 (1977).
110. W. R. Krigbaum, F. Salaris, A. Ciferri, and J. Preston, *J. Polym. Sci. Polym. Lett. Ed.* **17**, 601 (1979).
111. W. B. Black and J. Preston, *High Modulus Aromatic Polymers*, Marcel Dekker, Inc., New York, 1979.
112. P. W. Morgan, *Polym. Prepr.* **18**, 131 (1977).
113. G. Alfonso and co-workers, *Polym. Prepr.* **18**, 179 (1977).
114. G. Marraucci and A. Ciferri, *J. Polym. Sci. Polym. Lett.* **15**, 693 (1977).
115. J. D. Brooks and G. H. Taylor, *Nature* **206**, 697 (1965).
116. J. D. Brooks and G. H. Taylor, *Carbon* **3**, 185 (1965).
117. R. N. Gounder, *Polym. Prepr.* **18**, 84 (1977).
118. J. B. Barr and co-workers, *Appl. Polym. Symp.* **29**, 161 (1976).
119. Y. Sanada and co-workers, *Carbon* **10**, 644 (1972).
120. G. W. Gray, *Adv. Liq. Cryst.* **1**, 1 (1975).
121. A. Roviello and A. Sirigu, *J. Polym. Sci. Lett.* **13**, 455 (1975).
122. W. J. Jackson and H. F. Kuhfuss, *J. Polym. Sci.* **14**, 2043 (1976).
123. F. E. McFarlane, V. A. Nicely, and T. G. Davis, *Proc. 8th Biennial Polymer Symposium, ACS Div. Polym. Chem.*, Plenum Press, New York, 1977.
124. E. T. Samulski, E. T. Wiercinski, and R. W. Wiercinski, *Bull. Am. Phys. Soc.* **23**, 296 (1978).
125. C. R. Desper and N. S. Schneider, *Macromolecules* **9**, 424 (1976).
126. C. R. Desper, N. S. Schneider and E. Higginbothan, *J. Polym. Sci. Lett.* **15**, 457 (1977).
127. W. D. Niegisch, *J. Appl. Phys.* **37**, 4041 (1966).
128. C. L. Beatty, J. M. Pochan, M. F. Froix, and D. D. Hinman, *Macromolecules* **8**, 547 (1975).
129. G. T. Stewart, "The Role of Liquid Crystals in Life Processes" in ref. 19.
130. D. M. Small, *J. Colloid. Int. Sci.* **58**, 581 (1977).
131. D. G. Dervichian, *Mol. Cryst. Liq. Cryst.* **40**, 19 (1977).
132. See J. F. Nagle and H. L. Scott, *Phys. Today*, 38 (Feb. 1978).
133. S. J. Singer and G. L. Nicolson, *Science* **175**, 720 (1972).
134. E. J. Ambrose, U. Batzdorf, J. S. Osborn, and P. R. Stuart, *Nature* **227**, 397 (1970).
135. E. J. Ambrose, *Symp. Faraday Soc.* (5), 175 (1971).
136. E. J. Ambrose, *Adv. Chem.* **152**, 142 (1976).
137. Y. Bouligand, M.-O. Soyer, and S. Puiseux-Dao, *Chromosoma* **24**, 251 (1961).
138. M. Spencer, W. Fuller, M. H. F. Wilkins, and G. L. Brown, *Nature* **194**, 1014 (1962).
139. A. C. Neville and S. Caveney, *Biol. Rev.* **44**, 531 (1969).
140. J. Lapoint and D. A. Marvin, *Mol. Cryst. Liq. Cryst.* **19**, 269 (1973).
141. D. M. Small and G. G. Shipley, *Science* **185**, 222 (1974).
142. R. T. Holzback, M. Marsh, and P. Tang in S. Matern and co-eds., *Advances in Bile Acid Research*, F. K. Schattauer Verlag, Berlin, 1974, p. 339.
143. J. T. Finch, M. F. Perutz, J. F. Bertles, and J. Dobler, *Proc. Nat. Acad. Sci. U.S.A.* **70**, 718 (1973).
144. K. Moffat, *Science* **185**, 274 (1974).
145. J. L. Fergason, *Mol. Cryst.* **1**, 293 (1966).
146. O. S. Selawry, H. S. Selawry, and J. F. Holland, *Mol. Cryst. Liq. Cryst.* **1**, 495 (1969).
147. E. B. Priestley and co-eds., *Introduction to Liquid Crystals*, Plenum Press, New York, 1974, Chapts. 12 and 14.
148. G. H. Heilmeier, L. A. Zanoni, and L. A. Barton, *Proc. IEEE* **56**, 1162 (1968); *Appl. Phys. Lett.* **13**, 46 (1968).

149. R. A. Soref and M. J. Rafuse, *J. Appl. Phys.* **43**, 2029 (1972).
150. F. J. Kahn, *Appl. Phys. Lett.* **20**, 199 (1972).
151. H. Gruler and G. Meier, *Mol. Cryst. Liq. Cryst.* **16**, 299 (1972).
152. M. Schadt and W. Helfrich, *Appl. Phys. Lett.* **18**, 127 (1971).
153. A. Saupe and G. Englert, *Phys. Rev. Lett.* **11**, 462 (1963).
154. L. C. Snyder and S. Meiboom, *Mol. Cryst. Liq. Cryst.* **7**, 181 (1969).
155. S. Meiboom and L. C. Snyder, *Acc. Chem. Res.* **4**, 81 (1971).
156. C. G. Wade, *Ann. Rev. Phys. Chem.* **28**, 47 (1977).
157. G. R. Luckhurst and G. W. Gray, eds., *The Molecular Physics of Liquid Crystals*, Academic Press, Inc., New York, 1979, Chapts. 15, 16, and 19.
158. H. Kelker, "Liquid Crystals in Chromatography" in ref. 7, Vol. 3, 1978.
159. W. E. Barnett and W. H. Sohn, *Chem. Commun.* **17**, 1002 (1971).
160. W. E. Bacon and G. H. Brown, *Mol. Cryst. Liq. Cryst.* **12**, 229 (1971).
161. V. D. Neff, "Infrared, Raman, Visible and Ultraviolet Spectroscopy of Liquid Crystals" in ref. 19, Vol. 2, 1974.
162. F. D. Saeva, "Cholesteric Liquid Crystal Induced Circular Dichroism" in ref. 9.

General References

References 8, 9, 11, 19, 65, 83, 147, and 157 are general references.

G. Meier, E. Sackman, and J. G. Grabmaier, *Applications of Liquid Crystals*, Springer-Verlag, Berlin and New York, 1975.

S. Chandrasekhar, *Liquid Crystals*, Cambridge University Press, London and New York, 1977.

G. H. Brown and W. G. Shaw, *Chem. Rev.* **57**, 1049 (1957).

I. G. Chistyakov, *Sov. Phys. Crystallogr.* **5**, 917 (1961).

A. Saupe, *Angew. Chem. Int. Ed.* **7**, 97 (1968).

A. Saupe, *Ann. Rev. Phys. Chem.* **24**, 441 (1973).

H. Gasparoux and J. Prost, *Ann. Rev. Phys. Chem.* **27**, 175 (1976).

G. Durand and J. D. Litster, *Ann. Rev. Mater. Sci.* **3**, 269 (1973).

G. H. Brown, J. W. Doane, and V. D. Neff, *Crit. Rev. Solid State Sci.* **1**, 303 (1970).

G. H. Brown, ed., *Adv. Liquid Crystals* (4 volumes to date), (1975, 1976, 1978, 1979).

M. J. Stephen and J. P. Straley, *Rev. Mod. Phys.* **46**, 617 (1974).

DONALD B. DUPRÉ
University of Louisville

liquid crystals

Lyotropic liquid crystals

Soap-like molecules, with a hydrocarbon structure at one end and a polar structure at the other, form liquid crystals that change phase according to their concentration in water.

References

1. A. W. Adamson, *Physical Chemistry of Surfaces*, third ed., Wiley, New York (1976).
2. G. L. Gaines, *Insoluble Monolayers at a Liquid Gas Interface*, Wiley, New York (1966).
3. P. S. Missel, N. A. Mazer, G. B. Benedek, C. Y. Young, M. C. Carey, J. Phys. Chem. 84, 1044 (1980).
4. See, for example, B. Lindman, H. Wennerström, in *Topics in Current Chemistry* 87, F. L. Buschke, ed., Springer-Verlag, Berlin (1980), pages 1–83.
5. R. Dorshow, F. de Buzzaccarini, C. A. Bunton, D. F. Nicoli, Phys. Rev. Lett. 47, 1336 (1981).
6. J. F. Nagle, H. L. Scott, PHYSICS TODAY, February 1978, page 38.
7. *Ordering in Two Dimensions*, S. K. Sinha, ed., North Holland, New York (1980).
8. V. von Tscharner, H. M. McConnell, Biophys. J. 36, 409 (1981).
9. G. J. T. Tiddy, Phys. Rep. 57, 1 (1980).
10. See, for example, P. G. de Gennes, *The Physics of Liquid Crystals*, Oxford U. P., Oxford (1974).
11. G. Friedel, F. Grandjean, Bull. Soc. Fr. Mineral. 33, 192 and 409 (1910).
12. W. J. Benton, E. W. Toor, C. A. Miller, T. Fort Jr, J. Phys. 40, 107 (1979).
13. D. Chapman, Q. Rev. Biophys. 8, 185 (1975).
14. Magnetic resonance studies of lyotropic liquid crystals are reviewed by J. Charvolin and A. Tardieu in Solid State Physics, Supplement 14; *Liquid Crystals*, L. Hebert, ed., Academic, New York (1978), Page 209; see also references 9 and 13.
15. S. A. Asher, P. S. Pershan, Biophys. J. 27, 393 (1979).
16. W. K. Chan, W. W. Webb, Phys. Rev. Lett. 46, 603 (1981).
17. K. Fontell, Mol. Crystals Liq. Crystals 63, 59 (1981).
18. Y. Hendrikx, J. Charvolin, J. Phys. 42, 1427 (1981).
19. D. E. Moncton, R. Pindak, Phys. Rev. Lett. 43, 701 (1979).
20. P. S. Pershan, J. Phys. (Paris) 40, C3-423 (1979).
21. T. Urabe, S. Asher, P. S. Pershan, Proc. Nat. Acad. Sci. USA 78, 4941, (1981).
22. C. Rosenblatt, R. Pindak, N. A. Clark, R. B. Meyer, Phys. Rev. Lett. 42, 1220 (1979). □

LIQUID CRYSTALS

GLENN H. BROWN, *Liquid Crystal Institute, Kent State University, Kent, Ohio*

Liquid Crystals in Living Systems

Knowledge of liquid crystals in living systems is in its infancy and it seems safe to predict that the future will see exciting developments in this area. The liquid crystalline state is singularly well fitted to provide complex forms in which organization and lability can be combined to a unique degree. These structures possess variable permeability, fluidity, internal structure, and directional properties, all of which are important to cellular functions. Their oriented molecules can furnish an ideal medium for catalysis which is so important in metabolic processes.

Phospholipid molecules have been extracted from the brain and, as the name implies, they are fatlike (lipoid) and contain phosphorus. Comprising approximately 30% of the human brain, these compounds are among the major building blocks of cell membranes. In this role phospholipids organize molecules such as chlorophyll in plants, retinene in the eye, and other energy-transfer molecules so that they can carry out their functions in life processes. It might be noted that phospholipids have been found in the fatty sheath wrapped around nerve fibers.

Phospholipids can be converted to liquid crystals by heating or by allowing them to interact with small amounts of water at room temperature.

Molecules are shaped somewhat like old-fashioned wooden clothespins (Figure 9), liquid crystals

Polymeric liquid crystals

Giant molecules align spontaneously to form liquid crystals that have applications in areas ranging from electronic devices to ultra-high-strength materials.

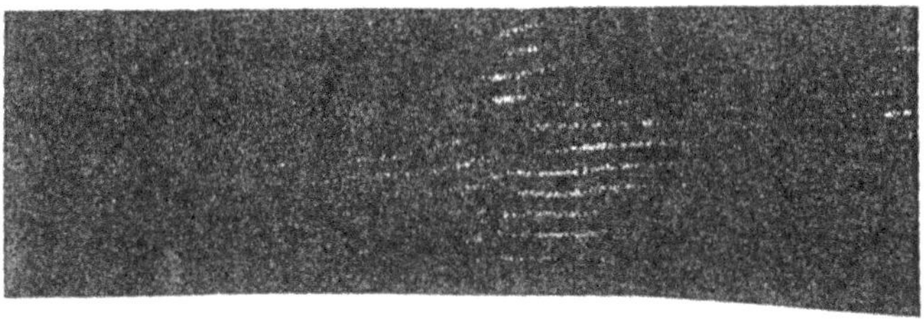

Edward T. Samulski

Soft contact lenses and ablative heat shields for spacecraft require materials with vastly different physical properties. Yet the materials for both—permeable elastic membranes and tenacious high-temperature composities—are products of polymer science.

The wide range of physical properties of polymers has contributed to making

References

1. A recent general review of this subject may be found in *Polymer Liquid Crystals*, A. Ciferri, W. R. Krigbaum, R. B. Meyer, eds., Academic, New York (1982).
2. E. T. Samulski in *Liquid Crystalline Order in Polymers*, A. Blumstein, ed., Academic, New York (1978); D. B. Du Pré, E. T. Samulski, in *Liquid Crystals*, F. D. Saeva, ed., Marcel Dekker, New York (1979), page 203.
3. T. V. Samulski, E. T. Samulski, J. Chem. Phys. **67**, 824 (1977).
4. M. K. Grover, R. Zwanzig, Biopolymers **13**, 2103 (1974).
5. P. Pincus, P. G. de Gennes, Polym. Prepr. **18**, 161 (1977); Y. H. Kim, P. Pincus, Biopolymers **18**, 2315 (1979).
6. V. T. Rajan, C.-W. Woo, Phys. Rev. **A21**, 990 (1980).
7. L. Onsager, Ann. N. Y. Acad. Sci. **51**, 627 (1949).
8. P. J. Flory, Proc. Roy. Soc. (London) **234**, 60 (1956); P. J. Flory, *et al.*, Macromolecules **11**, 1119 (1978).
9. A. Yu. Grosberg, A. R. Khokhlov, Adv. Polym. Sci. **41**, 53 (1981).
10. R. F. Kayser Jr, H. J. Raveche, Phys. Rev. **A17**, 1067 (1978).
11. P. J. Flory, G. Ronca, Mol. Cryst. Liq. Cryst. **54**, 289 (1979).
12. M. Doi, Ferroelectrics **30**, 247 (1980).
13. G. Marrucci, A. Ciferri, J. Polym. Sci., Polym. Lett. Ed. **15**, 643 (1977).
14. R. B. Meyer in reference 1.
15. P. G. de Gennes, Mol. Cryst. Liq. Cryst. Lett. **34**, 177 (1977) and in reference 1.
16. J. R. Fernandes, D. B. Du Pré, Mol. Cryst. Liq. Cryst. Lett. **72**, 67 (1981) and private communication.
17. G. Menges, G. Hahn, Modern Plastics, October 1981, page 56; H. Mark, Macromolecules **10**, 881 (1977).
18. Y. Bouligand, Solid State Physics, Supplement **14**, 259 (1978).
19. A. J. Leadbetter, P. G. Wrighton, J. de Phys. **40**, C3-234 (1979).
20. L. Liebert, L. Strzelecki, D. Van Luyen, A. M. Levelut, Eur. Polym. J. **17**, 71 (1981). □

Journal de Québec
14 Juillet 93

Protection de la vie privée

14 Juillet 1993
Journal Québec

«LE TEMPS PRESSE», AVERTIT UN RAPPORT

Ottawa (PC) — Le développement rapide de la technologie pose des risques pour la protection de la vie privée et les gouvernements se doivent d'agir très rapidement.

«Le temps presse. Les dix prochaines années pourraient sceller la question à jamais», avertit le Commissaire à la protection de la vie privée dans son dixième rapport annuel rendu public hier.

«Ces dix ans de progrès technologiques ont transformé la valeur inhérente des renseignements personnels. Chaque parcelle d'information à notre sujet intéresse quelqu'un: des données insignifiantes en apparence comme notre nom ou notre âge, à des renseignements sur notre mode de vie comme nos habitudes de consommation ou nos préférences cinématographiques jusqu'à des données médicales précises comme nos traits génétiques», souligne le commissaire Bruce Phillips.

Selon lui, la situation est pire qu'il y a dix ans. Les réseaux informatiques se développent à une vitesse vertigineuse, les méthodes de dépistage génétique se perfectionnent, les techniques de surveillance des rues et des usines se multiplient et l'information individuelle est devenue un bien commercial doté d'une véritable valeur marchande.

«La technologie nous a donné les outils nécessaires pour acheter, manipuler, reconstituer ou vendre les détails de la vie des autres afin d'en tirer profit», ajoute-t-il. Et tout cela se poursuit sans que le secteur privé ne soit soumis à un cadre juridique quelconque.

Pourtant, note M. Phillips, «la preuve a été bel et bien faite récemment qu'il existe des solutions. Il reste maintenant à trouver la volonté de s'attaquer à la question dans son ensemble».

Il souligne que les législateurs ont su se montrer diligents quand il a fallu protéger la confidentialité des conversations par téléphone cellulaire à la suite de l'incident Wilhelmy-Tremblay.

«Mais il y a fort à parier que ce n'est là que menu fretin comparativement aux renseignements personnels qui circulent entre les bases de données informatisées et auxquelles ont accès des personnes dont le droit à cette information est, au mieux, discutable», écrit-il.

Sans s'y attarder, M. Phillips mentionne quelques exemples horrifiants, comme l'utilisation de dossiers de crédit erronés, l'établissement de fichiers sur les habitudes de consommation des clients, la vente de listes de numéros de téléphone à des entrepises faisant de la sollicitation téléphonique.

Du côté gouvernemental, les restrictions budgétaires des dernières années ont encouragé l'utilisation des nouvelles technologies. «Mis au défi de rationaliser les programmes, d'améliorer les services et de comprimer les coûts, le gouvernement recherche résolument des moyens d'informatiser le maximum d'activités», fait-il remarquer.

Les nouveaux systèmes adoptés posent des risques. Une des conséquences «alarmantes», aux yeux du commissaire, est la participation croissante du secteur privé dans les échanges électroniques d'information, alors que ce secteur n'est assujetti à aucune loi régissant la protection de la vie privée.

Un autre danger est la disparition de banques de données distinctes en faveur d'un fichier central où chaque individu aurait un dossier unique.

Même s'il est encouragé par l'attitude du Conseil du Trésor, M. Phillips croit que les gouvernements fédéral et provinciaux devraient reconnaître «que les droits à la vie privée s'appliquent tant au secteur privé qu'au secteur public».

Au Canada, seul le Québec est sur le point d'adopter une loi qui régirait les secteurs public et privé et qui encadrerait l'usage des renseignements personnels contenus dans les banques de données.

M. Phillips s'explique mal la lenteur des législateurs puisqu'une enquête effectuée cette année a démontré que 52% de la population se dit «extrêmement préoccupée» par la question de la protection de la vie privée.

L'enquête réalisée auprès de 3000 personnes a aussi démontré que les gens tenaient à conserver le contrôle sur la collecte et l'utilisation de renseignements à leur sujet.

Journal de Québec, 27 Juin 93.

LE MINISTRE CÔTÉ S'APPRÊTE À EN PASSER TOUTE UNE AUX QUÉBÉCOIS

CLAIRE HARTING

Si vous croyez encore à la confidentialité et au secret professionnel, laissez tomber vos illusions. «Big Brother» arrive, cet été, et se charge de tout connaître. Il stockera et dira tout, tout, tout sur vous, votre santé physique et mentale, votre magot, vos habitudes de vie — tiens, vous fumez? vous buvez? vous avez consulté un psychiatre, hé? vous avez subi un avortement, hein? La Coalition Informatique, Santé, Libertés dénonce le projet de réglementation de la loi 120 qui permettra au ministre Côté de constituer un fichier central de renseignements sur l'ensemble des citoyens utilisant services de santé et sociaux.

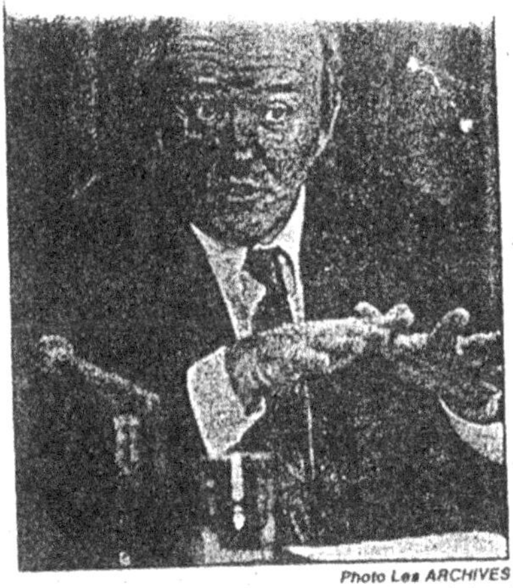

Photo Les ARCHIVES

Avec sa réglementation de la loi 120, le ministre Marc-Yvan Côté saura tout, tout, tout sur chacun d'entre nous...

Des membres de la nouvelle Coalition, qui commence à s'organiser, ont découvert le projet du ministre de la Santé en fouillant la Gazette officielle.

«Rien dans les journaux ni ailleurs. Tout en catimini. On se prépare à mettre ce projet en vigueur pendant l'été! Face à ce coup de force du ministre Côté, nous demandons une enquête publique avec audiences publiques sur l'informatisation dans le secteur de la santé et des services sociaux. Nous exigeons le retrait de cette réglementation et invitons les citoyens à protester», déclare Paul Morin, de l'Association de défense de droits en santé mentale (AGIDD).

Tout savoir

Par ce projet, tous les établissements seront forcés de remettre au ministre des renseignements innombrables sur une quarantaine de sujets qu'ils ne demandaient pas auparavant ou gardaient pour eux.

Par une simple procédure technique, on pourra identifier les personnes par leur nom, tracer un portrait de leur statut économique, de leur utilisation des services, savoir leur diagnostic médical et social. Le nom du médecin traitant restera anonyme, celui du patient sera identifié.

Les étiquettes psychiatriques circuleront, le ministre Bourbeau pourra puiser dans la banque de données, les compagnies d'assurances, les employeurs, les tribunaux, sans parler du marché noir du renseignement confidentiel. Tous les ordinateurs de l'Etat finiront par être reliés. L'infrastructure du «Big Brother» se met en place pour tout contrôler.

Journal de Québec
24 juillet 93

24 JUILLET 1993
JOURNAL DE QUÉBEC

Profits exorbitants?

L'INDUSTRIE PHARMACEUTIQUE SE DÉFEND

Montréal (PC) — L'Association canadienne de l'industrie du médicament (ACIM) nie les accusations portées par le professeur de comptabilité de l'UQAM Léo-Paul Lauzon selon lesquelles les sociétés pharmaceutiques feraient des profits exorbitants.

Dans un communiqué transmis à la presse hier, l'ACIM explique que les profits des sociétés pharmaceutiques sont sans doute élevés, mais servent à financer des recherches très coûteuses sans garantie d'aboutir à un produit qui aura du succès sur le marché.

L'étude du professeur Lauzon, menée auprès des sociétés Bristol-Myers, Squibb, Merck, Abbott Laboratories, Pfizer, Eli Lilly Company et Schering-Plough, révélait que ces six sociétés américaines, qui ont leur siège social canadien au Québec, ont réalisé globalement au cours des trois dernières années des profits de 22,3 milliards $ US.

De plus, l'examen effectué par M. Lauzon faisait ressortir que ces mêmes compagnies pharmaceutiques investissaient beaucoup plus d'argent dans le marketing et la publicité que dans la recherche et le développement.

Dans sa réplique, l'ACIM plaide également que les patients ont droit, par ricochet, aux bienfaits d'une industrie pharmaceutique prospère grâce au développement de nouveaux médicaments qui en résulte, des médicaments qui ont révolutionné le traitement médical, ajoute l'organisme.

L'ACIM représente 24 entreprises pharmaceutiques situées au Québec, employant plus de 6000 personnes.

Le professeur Lauzon recommandait dans son étude que le gouvernement fédéral ait le courage de réglementer le coût des médicaments brevetés, afin de limiter à des niveaux raisonnables les profits des sociétés pharmaceutiques.

M. Lauzon faisait valoir que ce sont les contribuables qui font les frais des prix excessivement élevés des médicaments, par l'entremise des programmes de remboursement gouvernementaux des médicaments pour les personnes âgées et les assistés sociaux.

La Tribune
31 déc. 93

Le voyageur et l'hépatite B

Nous vous parlions plus tôt cette année de l'hépatite A, cette infection du foie transmise le plus souvent par l'ingestion d'eau et d'aliments contaminés. Mais, comme le soulève immanquablement le voyageur attentif, s'il existe une hépatite «A», il doit bien y en avoir une «B», peut-être même «C»! Et en effet, l'usage de l'alphabet dans les hépatites virales se rend maintenant jusqu'à la lettre «E» (pour l'instant!).

Les hépatites aiguës (A, B, etc...) amènent souvent le même genre de symptômes soit: fatigue, nausées, fièvre, malaises abdominaux, perte d'appétit (et de poids), changement de couleur des urines (plus foncées), parfois vomissements et diarrhée; à l'occasion, on notera une «jaunisse» (de la peau ou seulement au niveau du «blanc» des yeux). La période d'incubation (délai entre l'exposition et le début des symptômes) pour une hépatite A est d'environ 1 mois alors qu'elle va de six semaines à six mois dans le cas d'une hépatite B...

Attardons-nous maintenant sur la «B». Pourquoi?

1) D'abord, à cause de sa fâcheuse tendance à devenir «chronique». En effet, si plus de 90% des gens en «guérissent», au moins 5 à 10% (donc 1 personne sur 10) demeureront infectés une grande partie sinon toute leur vie. Les risques alors de développer des maladies du foie (ex.) cirrhose, cancer) sont augmentés dans les prochaines 10-20 ou 30 années.

2) Puis, à cause de sa trop grande fréquence dans le monde. Au Québec, on recense annuellement plus de 2,00 cas d'hépatite B et la tendance est à la hausse. Comme cette maladie est très souvent «silencieuse», ces chiffres en sont qu'une petite pointe de l'iceberg. On estime que près de 1 Québécois sur 100 est infecté «chroniquement». Faisons un parallèle avec le reste du monde: en Asie (particulièrement en Asie du Sud-Est) ou en Afrique, on rencontre jusqu'à 15-20% de porteurs «chroniques», alors qu'en Amérique centrale et en Amérique du sud, on parle de 5 à 10% de porteurs.

3) Finalement, à cause de la possibilité d'une prévention efficace, cette maladie, bien qu'elle se transmette de façon tout à fait superposable au virus du SIDA (via sang/aiguilles/seringues contaminées, relations sexuelles non protégées) peut être prévenue très efficacement par une vaccination. Elle est tout à fait indiquée pour le voyageur allant vivre dans des contrées «à risque» pendant plus de six mois et pour tout voyageur susceptible d'être en contact avec du sang d'habitants de cette région ou d'avoir des contacts sexuels, et ceci indépendamment de la durée du séjour.

Les autres mesures de prévention, telles l'adoption de comportements sexuels sécuritaires, le non-partage d'aiguilles, de seringues, de brosses à dents ou de rasoirs demeureront toujours de mise.

N.B.: la vaccination contre l'hépatite B comprend trois doses administrées sur une période de cinq à six mois.

De toute l'équipe: Bonne Année!

L'Équipe de la Clinique du voyageur international
220, 12e Avenue nord
Sherbrooke, QC
(819)829-3433

Edmonton Journal
Alberta

11 Nov. 92

The Edmonton Journal, Wednesday, November 11, 1992 A3

Canada

Flu shots could influence blood test results, donors warned

The Canadian Press

The Canadian Red Cross is advising people who have had flu shots not to give blood for six months because their blood could falsely test positive for transmittable diseases, including HIV.

The directive issued by the national office threatens the winter blood supply, said Michael Nichol, director of blood-donor recruitment in Ottawa.

"We don't know at this point what the impact will be," Nichol said Tuesday.

"It could be quite serious."

The Red Cross has determined that 1.7 per cent of blood donors who've had flu shots have falsely tested positive for transmittable diseases, including HIV, the virus believed to cause AIDS.

Not only would such a donor's blood be thrown out, but the donor would be permanently removed from the list of eligible donors, Nichol said.

A shortage this winter is better than having would-be donors permanently ineligible, he said.

"It's short-term pain for long-term gain."

Red Cross officials say they usually notify donors of irregularities that show up in blood-screening tests and also contact their doctors.

Nichol said donors who receive such letters shouldn't panic.

"The general public falls into the trap that they assume they're positive to some sort of virus when that's not the case," he said.

The Red Cross tests its blood supply for antibodies, not viruses, Nichol said.

Blood no longer contains residue from the vaccine after six months.

It's the first time the Red Cross has turned away people who have had flu shots. The organization only learned within the past year that the vaccine could influence blood-test results, Nichol said.

"We got through last winter without it being an issue," he said.

By the next flu-shot season, the Red Cross hopes it will have a new test that eliminates the problem, he said.

In Nova Scotia, the provincial branch is giving donors a choice. Most, however, are not taking a chance of being permanently eliminated as blood donors, said John Cunningham, director of blood donor recruitment in Halifax.

A Halifax man who has been giving blood for more than a decade and donating plasma every two weeks for a year said he decided not to donate for six months because he wants to remain on the eligibility list.

"If I had known earlier, I wouldn't have got the flu shot," said the man, who was given the vaccine two weeks ago at his workplace.

Red Cross officials, however, say they don't expect the majority of eligible donors will get flu shots since most don't fall into groups at risk for complications from the flu.

Although increasingly common, the vaccination is recommended mainly for children, senior citizens and those with chronic medical conditions.

THE NEW YORK TIMES **MEDICAL SCIENCE** TUESDAY, MARCH 29, 1994 C3

Researchers Closing In on a Single-Dose Vaccine for Children

The goal is lifetime immunity in easily administered shots.

By WARREN E. LEARY

WASHINGTON

RESEARCHERS say they are rapidly moving within reach of one of the long-standing goals of vaccine research: a single-dose inoculation that would protect infants against all major childhood diseases.

Spurred by advances in molecular biology and new methods of stimulating the body's defensive immune system, scientists say that finding childhood immunology's "Holy Grail" of a supervaccine could be possible within as little as five years.

Scientists who are designing the vaccine say it should provide lifetime immunity with a single dose, should be easy to administer, store and transport, and should be effective at any time after birth.

"If we can combine all of these things, we would change immunization forever," Dr. William H. Foege, director of the Task Force for Child Survival and Development of the Carter Center in Atlanta, said at a symposium here last week. "There is no part of this that would require some quantum leap in information or technology that we can foresee now."

The symposium was sponsored by the Children's Vaccine Initiative, a program that was started in 1990 to increase childhood vaccination throughout the world and has set the goal of creating a supervaccine. The initiative's sponsors include the World Health Organization, the World Bank and the Rockefeller Foundation.

Advances Are Reported

Among the recent developments outlined were advances in encapsulating antigens, proteins and toxins from disease organisms. Such biodegradable microcapsules or gels, injected into the body or absorbed through oral or nasal passages, could release their inoculating contents gradually so as to enhance the immune system at recommended stages, mimicking the current approach of giving primary shots and periodic boosters, scientists said.

In addition, there is promising work toward putting genetic material from disease organisms into harmless viruses that could "infect" the body and immunize it. Another approach depends on injecting raw DNA from viruses and bacteria to inoculate people against disease.

Experts said the ultimate goal is to create a single injection or oral vaccine to be given shortly after birth that would protect against all major child killers, including diphtheria, polio, pertussis or whooping cough, measles, mumps, rubella, tetanus, tuberculosis and hepatitis. In addition, they said, a booster would be added to protect against local or regional infectious diseases, like diarrhea, pneumonia, malaria, cholera and others that afflict children in developing countries.

Eighty percent of the world's children have access to vaccination services, although many do not get all the recommended immunization and six million to eight million children die each year of preventable infectious disease. Simple-to-use, multipurpose vaccines would make it easier to reach and treat all children, including the 20 percent who get no benefit of immunization today, Dr. Foege said.

Where vaccines are available, the greatest number of children receive inoculations on their first visit, but return rates for boosters drop with each subsequent required visit. An all-in-one vaccine given at birth would greatly reduce this problem, experts said, even in economically advanced countries.

In the United States, experts say only 40 percent of 2-year-olds have all the recommended immunization and the number does not reach 95 percent until children reach school age, when proper vaccination is required.

Toward Overcoming Barriers to Vaccination

PROBLEM	SOLUTION	TECHNOLOGY	EXAMPLES
Vaccines require multiple visits.	Combine vaccines for different diseases.	Add on to DTP vaccine.	H. influenzae type b (Hib), hepatitis B, pneumococcal disease, meningococcal disease, typhoid.
Vaccines require multiple doses.	Reduce number of doses required.	Microencapsulation.	Tetanus.
Vaccines require refrigeration.	Make vaccines temperature-stable.	Lyophilization, a novel drying technique.	Polio.
Vaccines not effective early in life because of persistence of maternal antibodies.	Make vaccines that are unaffected by maternal antibodies.	Vaccines based on live vectors, or carriers.	Measles.
Vaccines not effective early in life because of immaturity of immune system.	Make vaccines effective in the presence of such an immune system.	Vaccines based on polysaccharide antigens linked to proteins.	Pneumococcal diseases.
Vaccines require injections.	Oral vaccines.	Microencapsulation and live-carrier vaccine.	Shigellosis and rotavirus, agents of diarrheal disease.

Source: Children's Vaccine Initiative

A single shot might protect against diphtheria, mumps, TB and other killers.

"Certainly reducing the number of shots and therefore the number of office visits required before a child is 2 years old would help to increase the immunization compliance rate," said Deborah Clark, field director for the National Immunization Campaign, a coalition of private and government organizations working to improve vaccination rates by educating parents and increasing access to health care.

An important requirement of the new vaccines is that they be stable and easy to transport and store, said Dr. Philip K. Russell of the Johns Hopkins University School of Hygiene and Public Health. "A major problem that adds to the expense and use of many vaccines is the requirement of continual refrigeration from manufacture to use," Dr. Russell said in an interview. "You have to break this 'cold chain.'"

An example of progress in this area, Dr. Russell said, is French researchers' recent discovery of a way to improve the heat stability of oral polio vaccines, whose potency is reduced by one-third for every 24 hours they are kept uncooled at tropical temperatures. Karl Simpson of the Benezech-Simpson Company in Vion and Radu Crainic of the Pasteur Institute in Paris found that the vaccine remained potent without refrigeration for more than a week if it was made with "heavy water" instead of ordinary water, he said. The researchers found that heavy water containing deuterium, a nonradioactive heavy isotope of hydrogen, forms a protective shell around the weakened polio virus in the vaccine that slows its deterioration.

Work is also advancing on developing more combination vaccines, like the common DPT shot, which protects against diphtheria, pertussis and tetanus. Dr. Francis E. Andre of Smithkline Beecham Pharmaceuticals in Rixensart, Belgium, said a combination that adds hepatitis B to DPT would soon be available in some European countries. And French scientists recently developed a "pentavalent" vaccine that adds protection against polio and Hemophilus influenzae type B, a cause of meningitis, he said.

Injecting pure genetic material, DNA or RNA with complete instructions for making a protein, from pathogens into muscle is also a promising approach, Dr. Andre and others said. Research with animals shows that this genetic material can stay in muscles for months, making proteins that stimulate a broad immune response without becoming part of the genetic material of the recipient, researchers said.

Dr. Jerald C. Sadoff of the Walter Reed Army Institute of Research in Washington said his organization had developed a malaria vaccine that put the genes of seven antigens of that disease organism onto a harmless virus. When the virus spreads in the body, it produces the antigens that set off an immune response against the malarial parasite.

The vaccine, which will be tested in people this summer, is the first combination vaccine made in a single virus, he said. Unlike previous vaccine attempts that targeted the malaria parasite at a particular stage of its changing development in the body, he said, the new one is designed to attack every step in the organism's life cycle.

Researchers at Walter Reed have also joined forces with the Virus Research Institute of Cambridge, Mass., to make an oral vaccine against cholera that will also undergo its first human tests this summer. Made from one of the most virulent strains of cholera known, the bacteria in the vaccine was altered through genetic engineering so that it would provoke the immune system without causing diarrhea.

'We could change immunization forever,' an expert says.

Genetically altered cholera and salmonella bacteria could be the basis of oral vaccines that offer protection against other diseases whose antigens they carry, Dr. Sadoff said. "Oral vaccines are safe, easy to deliver and cheaper than injectibles to make," he said.

A biotechnology company in Cambridge, Mass., Oravax Inc., working with the University of Maryland Center for Vaccine Development in Baltimore, is beginning human testing this week of an oral vaccine to protect against traveler's diarrhea. This disease, caused by a waterborne organism called Shigella, not only plagues millions of travelers each year but is also endemic in parts of the developing world, where it is particularly severe in young children.

Dr. Lance K. Gordon, president of Oravax, said researchers had genetically modified one of the most virulent strains of Shigella so that when it attacks immune system cells in mucosal membranes, as it normally does, it is not able to spread from those cells and soon dies. The organism itself thus provides the antigens used by the host to produce antibodies for defending against future attacks.

Dr. Ciro A. de Quadros, senior immunization adviser with the Pan American Health Organization, said experts estimated that a worldwide effort to develop a supervaccine would cost about $500 million over the next five years. Public and private money already committed to vaccine research in several countries would cover part of this cost, he said, but the rest would have to be raised.

Representatives of 35 nations meeting last November in Kyoto, Japan, called for a major international drive to raise at least $300 million more for vaccine programs by the year 2000, including research on vaccines that provide simultaneous protection against multiple diseases. American health officials said the United States, through the National Institutes of Health, would spend about $200 million this year on non-AIDS vaccine research, some of which would be applicable to the worldwide effort to develop supervaccines.

CHRONIQUES MENSUELLES:

Pour cette publication, la "Chronique" habituelle ne se limitera, ici, qu'à un seul exposé. Il s'agit d'un document de Presse que Jacques Languirand m'avait fait parvenir alors que j'étais à Edmonton (Alberta) au cours de l'été 92, et que j'y rédigeais le "Dossier d'Enquête Journalistique": "IL EST MINUIT MOINS QUINZE SECONDES A OTTAWA".

Le présent Dossier concerne le "Trafic d'Organes Humains", toujours aussi actuel même si pour l'instant les Médias n'en diffuse presque rien...

J'ai choisi de publier ici ce Dossier de Presse car il concerne le monde Médical comme d'ailleurs l'ensemble de ce Numéro Spécial 94.

SOCIÉTÉ RADIO-CANADA
CANADIAN BROADCASTING CORPORATION

Remettre à : Serge Monast

Date: 21-09-92

FAX.: 403-465-7348

De: Les 4 Chemins

Nombre de pages (incluant la page couverture) 4

Note: Vous trouverez ci-joint l'un des documents dont s'est servi M. Languirand pour son émission sur le Trafic d'organes.

N.B. Vous trouverez la bibliographie de l'auteur de l'article (**)

MAISON DE RADIO-CANADA
DIRECTION DE L'ANIMATION RADIO
1400, boul. René-Lévesque est
13è, Montréal, Québec
H2L 2M2
FAX: 597-7519

Pour information :
(514) 597-4600
Montréal

16 – AOÛT 1992 – LE MONDE DIPLOMATIQUE

L'IMPLACABLE loi du marché ne connaît pas de limites. Puisqu'il existe, dans les cliniques et hôpitaux des pays développés, une importante demande d'organes humains pour greffes et transplantations, pourquoi ne pas organiser l'offre ? De gré, par l'achat d'un rein, par exemple, à des miséreux, ou de force, par le rapt ou la fausse adoption d'enfants, revendus pour leurs organes sains... C'est à de telles abominations que s'emploient, en Amérique latine et ailleurs, des réseaux criminels bénéficiant de complicités à des niveaux élevés des gouvernements qui, des Etats-Unis à l'Argentine, nient tout en bloc.

Par notre envoyée spéciale MAÏTÉ PINERO *

Une rumeur court l'Amérique latine et sème la peur dans les bidonvilles et les campagnes : des enfants, enlevés ou achetés aux familles pauvres, seraient utilisés comme donneurs d'organes.

En mars dernier, à San-Luis-Potosi (Mexique), M. Librado Ricavar Ribera, secrétaire général du gouvernement provincial, annonce l'ouverture d'une enquête sur le trafic d'organes et révèle que des enfants de la zone de l'Altiplano et des faubourgs de San-Luis disparaissent ; au bout de quelques semaines, ils sont restitués à leurs familles après avoir subi l'ablation d'un rein. M. Ricavar Ribera affirme que les enfants sont emmenés dans des cliniques à la frontière américaine. Il ajoute que le même trafic existe dans l'Etat voisin de Tamaulipas, limitrophe des Etats-Unis. Quelques milliers de dollars achètent le silence des familles très pauvres. Ce sont des voisins qui accusent (1).

Une semaine plus tard, après une brève enquête, le docteur Salazar Martinez, directeur des services de santé, referme le dossier. Selon lui, un tel réseau *« nécessiterait une organisation hospitalière extrêmement sophistiquée »*.

Alors que le secrétaire du gouvernement provincial avait affirmé que les opérations étaient effectuées non sur place mais à la frontière, les services de santé réfutent ses accusations sous prétexte qu'à San-Luis-Potosi aucun hôpital ne procède à des greffes (2)... Lorsque nous le rencontrons, le docteur Salazar Martinez ne dispose que de deux minutes. Selon lui, le fonctionnaire qui a donné l'alarme *« a fait preuve de légèreté »*. Cependant, une enquête a bien eu lieu. Le docteur n'a pas le temps de nous donner de détails. Sait-il que, voilà deux ans, une enquête similaire avait été ordonnée ? Il n'a pas le temps de poursuivre la discussion.

Pour sa part, M. Librado Ricavar Ribera est devenu l'homme invisible. Impossible de le rencontrer ou de le joindre au téléphone. Rien d'étonnant. Tous ceux qui ont dénoncé l'existence du trafic d'organes – ministres, hauts fonctionnaires, juges – ont été soit destitués, soit contraints au silence.

Ce scénario a été inauguré à San-Pedro-Sula (Honduras). C'est là que, fin 1986, la police découvre plusieurs garderies clandestines nommées *casas de engorde* (maisons d'engraissage). Les enfants sont ensuite envoyés illégalement à l'étranger *« pour adoption »*.

En janvier 1987, après quelques semaines d'enquête : coup de théâtre. M. Leonardo Villeda Bermudez, secrétaire de la Junte nationale du bien-être social, révèle que les enfants étaient utilisés comme *« donneurs d'organes »*. Il ajoute que des institutions charitables recueillant des handicapés physiques ou mentaux ont été dupées par les trafiquants qui s'étaient présentés comme de généreux bienfaiteurs. Dans un entretien au journal *la Tribuna* puis à Radio America, M. Leonardo Villeda donne les détails de l'enquête. Il conclut : *« Nous avons la preuve que des enfants achetés ou volés à des familles pauvres étaient vendus, à des réseaux des Etats-Unis, 10 000 dollars au minimum, pour servir de donneurs d'organes* (3). *»*

Le 9 janvier, le président du Honduras dément ses affirmations, puis le démet de ses fonctions.

Un mois plus tard, scandale au Guatemala : la police démantèle un réseau qui envoyait des enfants aux Etats-Unis et en Israël. Parmi les personnes arrêtées : Mme Ofelia Rosal de Gama, belle-sœur de l'ex-général-dictateur Mejia Victores. M. Baudilio Hichos Lopez, chef des services d'information de la police, déclare : *« Nous savons que les enfants envoyés aux Etats-Unis sous prétexte d'y être adoptés étaient en fait utilisés comme donneurs d'organes* (4). *»*

Dans ce même pays, l'affaire rebondit en janvier 1988. La police judiciaire arrête deux trafiquants d'enfants de nationalité israélienne, Michal et Luis Rotman. Le directeur du bureau de lutte contre la drogue, M. Miguel Aguirre, annonce que *« les détenus ont avoué qu'ils exportaient les enfants en Israël et aux Etats-Unis. Ils étaient vendus 75 000 dollars à des familles ayant besoin de greffes pour leurs enfants* (5) *»*.

Adoptés ou dépecés ?

UNE violente polémique s'engage. L'ambassade d'Israël proteste contre *« la monstrueuse accusation »* basée sur *« les déclarations irresponsables d'un fonctionnaire »*. Elle précise : *« Il est impossible de penser que de tels crimes puissent être commis en Israël »*, où les prélèvements d'organes seraient interdits par la loi et où les seules greffes autorisées *« se déroulent dans de strictes conditions de contrôle »*. A l'ambassade des Etats-Unis qui exige la publication d'un démenti, le journal *El Grafico* rétorque qu'il n'a fait que reproduire les informations données par le directeur du bureau antidrogue. Un communiqué du ministre de la santé conclut l'affaire. D'après lui, toutes les informations publiées dans *El Grafico* étaient fausses.

Au même moment, l'Agence américaine d'information (USIA) remet au Congrès un rapport intitulé « Les activités soviétiques à l'ère de la glasnost ». Rédigé par Herbert Romerstein, responsable de l'USIA, ce rapport rappelle que le fonctionnaire hondurien à l'origine de l'affaire s'est rétracté, sans mentionner qu'il l'a fait après avoir été réprimandé par son président. Selon l'USIA, les journaux guatémaltèques se sont contentés de reprendre l'affaire hondurienne. L'agence passe sous silence les accusations très précises de deux fonctionnaires.

Les Etats-Unis n'ont jamais changé d'attitude. Selon leur thèse, la rumeur procède d'une *« campagne cubano-soviétique »*. Ceux qui donnent l'alerte ministres, juges, avocats, évêques, ou organisations comme Defense of Children International ou l'Association internationale des juristes démocrates sont dénoncés comme *« inféodés à Moscou »* (6). Quand, en septembre 1988, le Parlement européen votera une résolution condamnant le trafic d'organes, M. Richard Schifter, secrétaire adjoint au département d'Etat, à Washington, l'accusera de propager *« des mensonges éhontés »* inventés par les Soviétiques.

En août 1988, les révélations d'un juge d'Asuncion (Paraguay), M. Angel Campos, font grand bruit. La police démantèle un réseau d'exportation de petits Brésiliens qui utilise le Paraguay comme plaque tournante. Le juge se demande : *« Allaient-ils être adoptés ou dépecés ? »* Son attention avait été attirée par le fait que les mineurs étaient adoptés par *« des gens peu soucieux du fait que l'enfant boite, ait un bec-de-lièvre ou soit né avec un bras en moins »*. Le juge entend *« mettre le doigt sur la plaie »*. Selon lui, *« le trafic d'organes est un sujet tabou. Prouver l'existence de ce délit est extrêmement difficile (7) »*.

Le juge est convoqué à l'ambassade des Etats-Unis. Cette dernière publie ensuite un communiqué révélant que, durant l'entretien, le juge a déclaré : *« Je n'ai à aucun moment émis l'hypothèse que les organes de ces enfants auraient pu être utilisés pour des greffes aux Etats-Unis. »*

Pourtant, de nouvelles affaires éclatent : le 14 novembre 1988, la presse péruvienne rapporte l'histoire de Rosita, une petite fille dont les yeux ont été prélevés (8). A Lima, la police perquisitionne les centres médicaux liés à la Mafia, tandis que Mgr Luis Armando Bambarem, évêque de Chimbote, affirme que des enfants pauvres et handicapés sont effectivement *« assassinés pour utilisation de leurs organes »*.

Au Brésil où, selon le rapport parlementaire remis en décembre dernier, sept mille enfants ont été tués durant les quatre dernières années, le Père Barruel, professeur de théologie à l'université de Sao-Paulo, alerte l'ONU : *« 75 % des cadavres présentent des mutilations internes et les yeux ont été prélevés sur la majorité d'entre eux. »*

Au Mexique, les accusations s'accumulent. Le 24 juin 1989, la correspondante à Puebla du journal *El Universal* dénonce l'enlèvement de trois enfants et précise : *« Dans un village situé sur les berges du rio Cuichal, un enfant a été enlevé. Il a été retrouvé quelques semaines plus tard à Tlatlauquitepec, à 50 kilomètres de son domicile. Il avait été opéré et il lui manquait un rein : il est hospitalisé à Puebla. »* Le journaliste ajoute : *« Le manque de noms et de prénoms est dû à la panique qui s'est emparée des familles ; les gens ont refusé de me donner des renseignements plus précis par peur des représailles (9). »*

Le procureur adjoint du district fédéral de Mexico, M. Gustavo Bareto Rangel, déclare, en mai 1990, que ces disparitions d'enfants *« peuvent être liées au trafic d'organes qui se pratique à la frontière nord du pays (10) »*. En octobre, la commission population et développement de la Chambre des députés crée une commission d'enquête. M. Hector Ramirez Cuellar, président de la commission de santé, éducation et assistance sociale du district fédéral, précise que sa commission se rendra à la frontière où, entre Tijuana et Rosarito, on soupçonne l'existence de cliniques clandestines... Il ajoute que les enfants enlevés pourraient être *« utilisés pour couvrir les besoins de nombreux étrangers qui arrivent là-bas en attente d'une greffe (11) »*.

Les cliniques clandestines de la frontière entre les Etats-Unis et le Mexique sont aussi dénoncées quand éclate, en Italie, l'affaire du trafiquant d'enfants Lucas Di Nuzzo. En quatre ans, quatre mille enfants brésiliens munis de visas sont arrivés en Italie pour y être adoptés. Un millier sont effectivement retrouvés. Aucune trace des trois mille autres... Or, curieusement, de nombreuses demandes d'adoption venaient de Campanie, région de familles nombreuses. Celle aussi où la Camorra règne. Deux juges italiens, MM. Angelo Gargani et César Martinello, se rendent au Brésil, à Salvador-de-Bahia. A leur retour, ils alertent le gouvernement : selon eux, la Camorra a mis au point *« un trafic d'organes d'enfants »*. Ces enfants seraient envoyés dans des cliniques clandestines du Mexique, de Thaïlande, mais aussi d'Europe, où on leur prélèverait tous les organes sains... Le gouvernement italien demande l'aide d'Interpol (12).

Depuis 1987, dans les pays développés, la demande de greffes a très fortement augmenté. La ciclosporine permet de ralentir les réactions de rejet. Le viaspan, mis au point par deux chercheurs américains et commercialisé par Du Pont, permet de transporter et de conserver les organes plus longtemps (un foie pendant trente-deux heures au lieu de huit ; un cœur pendant douze heures au lieu de quatre).

Grâce au progrès de la science, le corps devient un fabuleux gisement de matières premières : sang, organes, tissus, os, sperme, ovules, cornée, peau, fœtus, placenta, tout est exploitable. Et les trafics en tout genre se multiplient (13).

L'Organisation mondiale de la santé (OMS) a adopté, en 1990, des principes directeurs dont le premier stipule qu'*« aucun organe ne peut être prélevé sur un mineur vivant aux fins de transplantation »*. L'OMS relève : *« L'une des caractéristiques de la transplantation d'organes, depuis le début, est le manque d'organes. L'offre n'a jamais permis de faire face à la demande. Cette pénurie a entraîné une augmentation du trafic commercial d'organes humains. Des craintes ont également été manifestées quant à la possibilité d'un trafic portant sur des êtres humains (14). »*

En effet, de nombreux scandales révèlent la création d'un sinistre marché noir. La grande misère des populations du tiers-monde fait d'elles un vivier facile pour les marchands sans scrupules. En Grande-Bretagne, en 1989, un néphrologue, le docteur Crockett, a été radié à vie pour avoir organisé un réseau qui s'approvisionnait en reins en Turquie... Un an plus tard, *The Lancet* révèle que cent trente personnes de six à soixante ans se sont rendues à Bombay

LE MONDE DIPLOMATIQUE – AOÛT 1992 – 17

S

pour une greffe de rein. Des médecins indiens justifient ce commerce, qui sévit notamment à Bombay et à Madras, sous prétexte que les donneurs sont *« volontaires »* et ont besoin d'argent (15).

En Amérique latine, trois scandales récents prouvent que ce funeste commerce se développe.

En février 1992, en Argentine, le ministre de la santé a reconnu que le directeur de la clinique psychiatrique Montes-de-Oca, située près de Buenos-Aires, prélevait effectivement du sang et des organes, des cornées notamment, sur les malades. L'enquête se poursuit actuellement pour connaître la destination des organes ainsi que celle des nombreux enfants nés dans l'établissement. Le ministre a révélé une effrayante statistique : entre 1986 et 1992, mille trois cent vingt et un malades sont morts. Le dragage des marécages entourant la clinique devrait permettre d'élucider le mystère de mille trois cent quatre-vingt-quinze disparitions (16).

L'Argentine était depuis longtemps citée comme l'un des pays où avait lieu un trafic d'organes. Dès 1985, le juge Mahiquez avait ordonné une enquête à la suite d'accusations faisant état de trafic de sang et d'organes à Montes-de-Oca. Un an plus tard, le dossier était refermé. En 1987, nouvelle enquête du ministère de la santé sur les rumeurs de trafic d'enfants fournisseurs d'organes. *« Rumeurs sans fondement »*, déclarait-on plus tard. Pourtant, en décembre dernier, le ministre de la santé avouait prudemment : *« Il existe un trafic d'enfants et d'organes* (17). *»*

Le massacre des « jetables »

APRÈS l'Argentine, vint le tour de la Colombie. Début mars 1992, éclate une épouvantable affaire digne du monstrueux univers du docteur Frankenstein ; dans l'amphithéâtre de la faculté de médecine de Barranquilla sont retrouvés dix cadavres d'indigents, dont celui d'une adolescente de quinze ans, et les restes de quarante autres personnes. Les gardiens de la faculté assommaient les mendiants à coups de batte de base-ball. Les victimes, plongées dans le coma, n'étaient achevées qu'après extraction de leurs organes les plus rentables, qui étaient écoulés sur le marché noir. Les corps étaient ensuite utilisés pour les travaux pratiques des cours d'anatomie ou jetés dans les décharges (18).

La Colombie découvrait avec effarement et effroi la consistance de la rumeur selon laquelle le massacre des *desechables* (les « jetables »), ainsi que sont surnommés les indigents et les enfants abandonnés, vise aussi à fournir des banques d'organes.

ne retrouvera ni la famille de la petite fille ni M. Garrido Mesa. A Cundinamarca, médecins et fonctionnaires déclarent ne rien savoir. Mme Inès Valderrama demandera à consulter les archives de médecine légale, l'institution où sont amenés les cadavres non identifiés. On lui répondra que sa recherche est impossible étant donné le grand nombre de dossiers... Mais, depuis l'affaire des *desechables* de la faculté de médecine, les langues se délient...

En Uruguay, en avril dernier, c'est un réseau qui envoyait des adultes « volontaires » pour ablation d'un rein dans des cliniques brésiliennes qui a été démantelé. Parmi ses clients bénéficiaires des *« reins des pauvres »* : M. Filiberto Ginzo Gil, vice-ministre des relations extérieures de la dictature militaire, et M. Jorge Presno, ministre de l'industrie de l'ex-président Sanguinetti.

Malgré les enquêtes qui n'aboutissent jamais, malgré les fonctionnaires qui se rétractent après s'être montrés si prolixes, Muntarbhorn, rapporteur spécial de l'ONU, signale qu'il est très difficile d'apporter les preuves de l'existence de ce trafic, bien que les présomptions ne cessent de grandir (20).

L'une d'entre elles réside dans la prolifération des réseaux d'adoption illégale, les sommes colossales qu'ils brassent et l'énorme demande qui suscite des vagues de rapts en Amérique latine. Une véritable traite enfantine s'est mise en place du Sud vers le Nord, que ne suffisent à expliquer ni l'adoption ni le développement des réseaux pédophiles. Les évêques latino-américains, la centrale missionnaire franciscaine de Bonn s'étonnent aussi de l'ampleur du phénomène. Mgr Nicola de Jésus Lopez Rodriguez, archevêque de Saint-Domingue et président du conseil épiscopal latino-américain, a déclaré que l'Eglise va *« suivre toutes les plaintes concernant les ventes d'enfants en vue d'adoptions illégales ou de transplantations d'organes* (21) *»*.

Au Pérou, en trente mois, c'est un total de trois mille enfants que l'avocat américain Patrick Gagel, arrêté en février dernier, a envoyé aux Etats-Unis et en Italie. Que sont devenus ces enfants ? Pourquoi Patrick Gagel a-t-il été remis aussitôt en liberté, comme, avant lui, dans chaque pays, tous les autres trafiquants arrêtés ? Se trouvera-t-il un gouvernement pour saisir Interpol, puisque telle est la condition requise pour une véritable enquête internationale ? Faudra-t-il attendre d'autres horribles découvertes pour oser admettre l'effroyable vérité ?

MAÏTÉ PINERO.

(1) *La Jornada*, Mexico, 8 mars 1992.

(2) *El Sol*, Mexico, 13 mars.

(3) *International Children's Rights Monitor*, 1er avril 1987.

(4) *El Tiempo*, Bogota, 9 janvier 1987.

(5) *El Grafico*, Ciudad-Guatemala, 24 janvier et 27 janvier 1988.

C'est dès octobre 1989 que le quotidien de Bogota *El Tiempo* puis le docteur Nestor Alvarez Segura sur Radio Cadena Nacional avaient rapporté que des gamins des rues étaient retrouvés assassinés et énucléés. En mars 1990, Antenne 2 diffusait le reportage de l'agence Tribulations qui, dans le quartier Compartir de Soacha, près de Bogota, avait filmé une fillette enlevée et restituée à sa famille après ablation des yeux... En octobre 1991, dans cette même ville, les juntes communales organisèrent une manifestation pour dénoncer les disparitions d'enfants. Un paysan, M. Garrido Mesa, témoigna devant les caméras de télévision. Il raconta avoir retrouvé, près d'un égout, le cadavre d'un petit garçon de quatre ans : on lui avait enlevé les yeux... D'après *El Tiempo* : « *Au début, les fonctionnaires de l'Institut de bien-être familial de Cundinamarca se refusèrent à croire Garrido Mesa. Ils purent se rendre compte qu'il disait vrai. Le médecin de l'hôpital régional signa l'acte de décès de l'enfant non identifié après avoir constaté que ses globes oculaires avaient été vidés* (19). »

Le juge Iñes Valderrama, chargée de l'enquête, aura beau sillonner Soacha, elle malgré les témoins et les victimes qui disparaissent, les pièces du puzzle s'imbriquent les unes après les autres. La prétendue rumeur sait de quoi elle parle : d'ablation de reins au Mexique, pays-pilote en ce domaine, puisque les greffes de rein sur enfant y sont pratiquées depuis 1970. En Colombie, c'est de vol de cornées qu'il est question. Or ce pays dispose d'une prestigieuse et ancienne tradition ophtalmologique et, dans toutes ses grandes villes, existent des banques de cornées...

Plus personne ne nie sérieusement l'existence d'un effroyable marché clandestin dont sont victimes les populations misérables des pays sous-développés. Après l'or, l'argent et les pierres précieuses ; après le pétrole, le café, le coton, la recherche des organes deviendrait-elle une variante moderne du pillage du Sud par le Nord ? Pourquoi les enfants seraient-ils épargnés, alors que la pénurie d'organes est si grande ?

Le 6 mai 1991, lors de la réunion de la sous-commission de l'ONU chargée d'étudier les formes modernes d'esclavage, plusieurs ONG ont recommandé une enquête internationale sur ce sujet. Dans son dernier document, M. Vitit

(6) Cette thèse a été récemment reprise par *le Nouvel Observateur* du 11 juin 1992, dans un article de Vincent Jauvert, « La rumeur du KGB ».

(7) *El Diario*, Asuncion, 7 août 1988 ; *O Globo*, 8 août 1988.

(8) *El Comercio*, Lima, 14 novembre 1988.

(9) *El Universal*, Mexico, 24 juin 1989.

(10) *El Universal*, 7 mai 1990.

(11) *La Jornada*, Mexico, 10 et 23 octobre 1990.

(12) *La Repubblica*, 17 septembre 1990 ; *The Guardian*, 19 septembre 1990.

(13) Sur les problèmes d'éthique que cela pose, lire « L'homme en danger de science ? », *Manière de voir*, nº 15, mai 1992.

(14) OMS, *Rapport général*, 19 novembre 1990.

(15) *L'Événement du jeudi*, 18 juillet 1991.

(16) *Clarin*, Buenos-Aires, 23 février 1992.

(17) *Libération*, 12 décembre 1991.

(18) *Semana*, Bogota, 10-17 mars 1992.

(19) *El Tiempo*, Bogota, 13 octobre 1991.

(20) Vitit Muntarbhorn, « Rapport devant la Commission des droits de l'homme », 28 janvier 1991 et janvier 1992, et « Rapport de l'Association internationale des juristes démocrates devant la sous-commission de l'ONU sur les formes contemporaines d'esclavage », 15 juin 1991.

(21) *Bulletin d'information missionnaire*, 23 juillet 1991.

IL EST MINUIT MOINS QUINZE SECONDES A OTTAWA; Dossier d'Enquête Journalistique de 180 pages volontairement passé sous silence par certaines Autorités, par les Directeurs des Médias d'Information (Radio-Télévision-Journaux). Dans ce cas-ci, on peut parler de "CENSURE SILENCIEUSE".

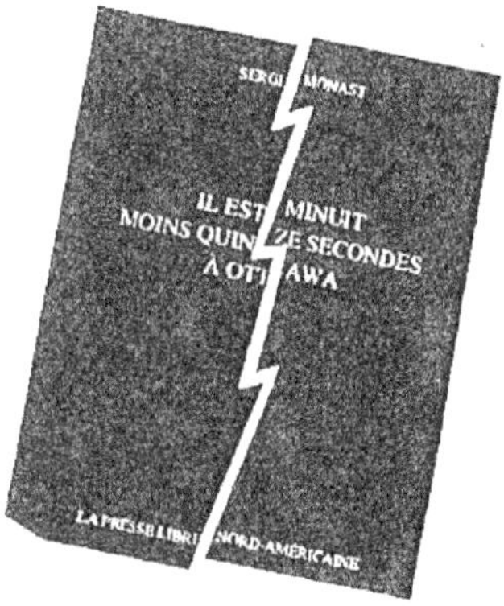

Ce volume traite des rencontres, des tractations, des complicités, des discussions tenues à l'écart, mais portant essentiellement sur l'avenir du Québec. Il aborde aussi, à même des Dossiers Officiels, tant gouvernementaux que des Hommes d'Affaires, des moyens politiques et économiques qui pourraient être entrepris entre Ottawa et Washington pour handicaper l'avenir du peuple québécois.

Par exemple: "Comment Washington, Ottawa et Toronto cherchèrent-ils à créer, par le biais des problèmes économiques, un véritable "Etat de Crise Politique" au Québec"? "Pourquoi l'intrusion de plus en plus poussée de Washington dans des secteurs clefs de l'économie québécoise"? "Pourquoi de plus en plus d'Organismes Internationaux installés à Montréal"? "Pourquoi la Réforme des Cégeps, le muselage de la fonction publique, les compressions budgétaires, les débats sur la langue française, l'immigration étrangère anglophone à Montréal, la hâte d'installer l'Autoroute Electronique mise en fonction par le Président Clinton aux Etats-Unis, et dont le Québec sert de terrain d'expérimentation, etc..."? Et surtout, pourquoi le transport anonyme, de nuit, depuis la fin de février 1994, de Transports de Troupes Militaires Spéciales en provenance des Etats-Unis vers les Bases de Val Cartier et de Saint-Hubert entre autres; troupes de choc spécialisées dans l'intervention de "Crises", par ailleurs les "Crises Politiques et Sociales"???

Tout ceci et plus encore, comme la création, en 1990, du Pouvoir Politique Autochtone à partir des événements d'OKA, dans ce livre encore trop méconnu, et dont tout Québécois doit prendre connaissance, surtout dans la période politique actuelle.

$14.95, plus Taxes et $3.00 de frais de Poste et manutention.

Serge Monast est Correspondant de Presse Officiel des Etats-Unis au Canada pour le "Contact Newspaper" de Las Vegas, Nevada, et Membre du Comité Canadien pour la Défense et les Droits des Journalistes, ainsi que Membre de l'Association Canadienne des Journalistes.

LE CORPS MYSTIQUE DE L'ANTECHRIST, 220p.Préface de Serge Monast.

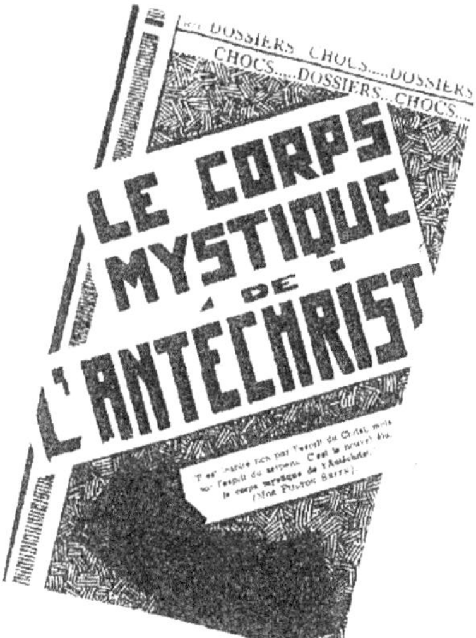

Document rare que la Franc-Maçonnerie au Québec avait réussi à faire disparaître de la circulation. Ce volume est un regard en profondeur sur l'identité réelle de cette Organisation Occulte Mondiale qui a créé, entre autres, le Communisme, le Nazisme et le Nouvel Age.

Fortement documenté de donnés historiques vérifiables, mais actuellement introuvables, sa lecture permet une vision en profondeur sur ce que sera l'Organisation Mondiale de la vie humaine sous le règne de l'Antéchrist; de même qu'il nous informe sur la composition de la personnalité de celui qui sera le Dictateur absolu des Nations. Car le Nouvel Ordre Mondial sera un gouvernement basé sur la dictature électronique et le culte de l'homme. L'Ordinateur, la Force Militaire et Policière Internationale des Nations-Unies, l'Organisation Mondiale de l'Economie et la Banque Mondiale de Conservation de l'Energie seront les principaux Fers de lance de ce Pouvoir Mondial unis entre eux par une Religion Mondiale où l'homme sera le point central.

$14.95, plus Taxes et $3.00 Poste et manutention.

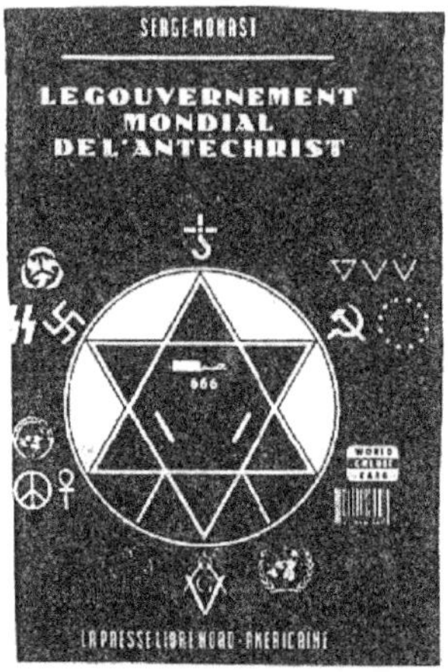

LE GOUVERNEMENT MONDIAL DE L'ANTECHRIST, Tome I: "La Conspiration Mondiale des Illuminatis", 132p.

L'Historique des Illuminatis; le Plan des Illuminatis pour la Domination du Monde par Satan; Guerre contre Dieu et Asservissement de l'Homme; L'Apostasie: Route Royale menant au Règne de l'Antéchrist. Document historique de première importance pour comprendre les changements mondiaux actuels. $17.50, plus Taxes et $3.00 Poste et manutention.

Tome II: "La Conspiration Universelle de l'Age du Verseau". Tout sur cette Conspiration où l'Idéologie "Humaniste" et "Fasciste" est à la base de la "Formation Policière et Militaire" des Forces Multi-Nationales des Nations-Unies.Document de référence pour comprendre les dessous cachés du Nouvel Age, de ses boutiques, de ses adeptes, de ses Groupes multiples. (Disponible Eté 94). $17.50, plus Taxes et $3.00 Poste et manutention.

Tome III: "Programme des Nations-Unies pour l'instauration de Camps de Concentration en Amérique". Ceux qui refuseront le Nouvel Ordre Mondial seront dirigés vers des "Camps de Ré-Education" où le lavage de cerveau et les techniques les plus avancées du contrôle de l'individu, et de la transformation de sa personnalité seront expérimentées sans aucune limites. Car ceux qui refuseront d'abdiquer leur Foi et leur Nationalité seront alors considérs comme étant des dangers, des porteurs de violence représentant une menace pour la "Nouvelle Communauté Internationale", le "Nouveau Village Global". (Disponible fin Eté 94). $17.50, plus Taxes et $3.00 Poste et manutention.

Tome IV: "Vaccins, Médecine Militaire Expérimentale et Cristaux Liquides".Tout sur la manipulation actuelle des vaccins pour le contrôle politique absolu des individus. Des informations, avec preuves à l'appui et références vérifiées nous parvenant de Groupes de Presse étrangers, et concernant la controverse rattachée aux Vaccins, aux diverses applications de la Médecine Militaire Expérimentale ainsi qu'à l'injection, par voie intraveineuse, de "Cristaux Liquides" nous font actuellement craindre le pire quant à la sécurité de groupes de population entiers au niveau de la santé, et quant aux intentions tenues cachées des gouvernements pour contrôler les populations, et même en diminuer le nombre.

Ce volume révèle, entre autres, "Les Recherches et Mises au point Technologiques entre la C.I.A. et les Forces Militaires Américaines (Section de la Médecine Expérimentale)" dans le but de parvenir au contrôle politique direct des individus. A LIRE ABSOLUMENT...(Disponible Automne 94). $17.50, plus Taxes et $3.00 Poste et manutention.

Les quatre volumes achetés séparément avec frais de Poste compris, mais sans compter les Taxes, chiffrent un total de $82.00. Prix de lancement pour ceux qui réserveront immédiatement cette série dont le premier Tome est disponible actuellement est de $75.00 Taxes et frais de Poste inclus.

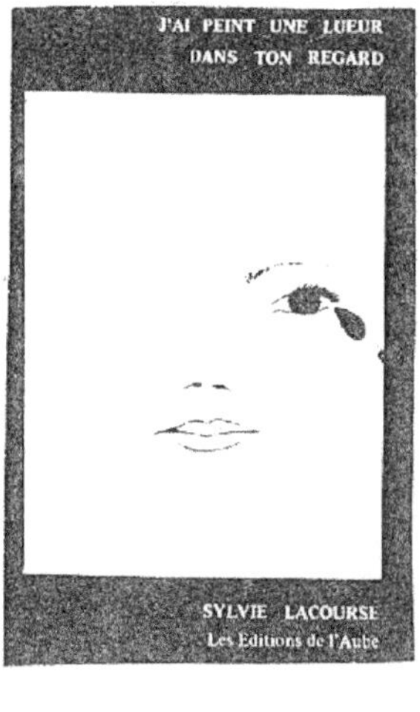

J'AI PEINT UNE LUEUR DANS TON REGARD, 108p. par Sylvia.

Qu'a à dire une personne possédant plusieurs Dons, en particulier, ceux de Prophétie--la lecture du Futur--; de Lecture des Ames--lire l'intérieur de quiconque comme s'il s'agissait d'un livre ouvert--; de Discernement--la capacité de savoir, en profondeur, l'origine des intentions, des motivations, des pouvoirs, des facultés de l'âme--; de Guérison--plus d'un à date, mais toujours en secret, fut guéri de maux physiques et/ou spirituels divers--?

Sous formes de Vers, cette Visionnaire des temps modernes, révèle le futur de ce pays et de l'humanité; la personnalité de l'Antéchrist et le contenu de son Règne.

Pour tous ceux véritablement à la recherche de quelque chose de complètement différent dans ce monde où tout finit par se ressembler tôt ou tard. $11.95, plus Taxes et $3.00 Poste.

C-001: MICRO-CHIP BIOLOGIQUE D'IDENTIFICATION INTERNATIONALE. 90m. Description pour la première fois de ce nouvel "Implant", avec Numéro d'Assurance Sociale International de 18 chiffres (trois séries de 6 chiffres chacun "666"), représentant la base même du contrôle mondial des individus dans la volonté des Nations-Unies d'imposer au plus tôt un Nouvel Ordre Mondial. Cette cassette contient des informations sur la manière même que les Nations-Unies, par le biais de faux problèmes économiques et de dettes nationales, imposeront cette "Marque" pour tous les hommes sans laquelle il sera impossible, à quiconque, d'acheter ou de vendre quoi que ce soit.

Oui la Technologie est actuellement au point, tant aux Etats-Unis qu'en France, et l'expérimentation a même débuté sur des cobbayes humains. Ce "Transpondeur" électronique remplacera le bracelet électronique actuel, les cartes d'identité, le permis de conduire, le passeport, la carte d'assurance-maladie, les cartes de débit et l'argent liquide. $12.00, plus Taxes et $2.50 Poste et manutention.

C-002: POLICE DU NOUVEL AGE ET NOUVEL ORDRE MONDIAL. 90m. Cette cassette contient, pour la première fois, le dévoilement de l'idéologie "Humaniste" avec laquelle sont formés actuellement les éléments de la Nouvelle Police et de la Nouvelle Force Militaire Multi-Nationale des Nations-Unies. Toute dimension de valeurs chrétiennes a été soigneusement éliminé de la nouvelle éducation. Provenant d'une fuite à l'intérieur même du milieu policier américain. $12.00, plus Taxes et $2.500 Poste.

C-003-004: HISTOIRE TRAGIQUE DES DESSOUS DE LA VACCINATION DEPUIS SES DEBUTS. 90m. A partir uniquement de Dossiers et de Journaux Officiels des Milieux Médicaux Internationaux inconnus pour la plupart des populations, toute l'histoire frauduleuse des Vaccins depuis leurs débuts. Découvrez pourquoi les Médecins sont unanimes, pour la plupart, à ne pas se faire vacciner, ni à faire vacciner leur propre famille; que la maladie a régressé, non pas à cause de la vaccination, mais plutôt à cause de l'amélioration des conditions d'hygiène; les profits incalculables des Multinationales fabricant les vaccins; les réelles origines du SIDA, ... 2 cassettes de 90m. chacune. $25.00, frais de Poste inclus.

C-005-006: VACCINS, MEDECINE MILITAIRE EXPERIMENTALE ET CRISTAUX LIQUIDES. 90m. Enfin dévoilé, les dessous des manipulations médicales des Militaires et de la CIA pour parvenir, par l'usage de nouvelles technologies de contrôle direct des individus, à briser l'individu, dans son corps et dans son esprit afin de le rendre vulnérable au Nouvel Ordre Mondial. Est aussi démasqué, ici, les techniques mises au point pour fabriquer, à distance, des "Tireurs Fous" sans jamais que leurs auteurs réels ne soient soupçonnés de quoi que ce soit. De plus, comment un individu, sans le savoir, peut être contrôlé via satellite dans des buts politiques internationaux. 2 cassettes de 90m. chacune. $25.00, frais de Poste inclus.

C-007: BANQUE MONDIALE DE CONSERVATION DE L'ENERGIE. 90m. Comment Green Peace, les "Verts", le Mouvement Ecologique sont contrôlés et manipulés par la Haute Finance Internationale en vue d'un Nouvel Ordre Mondial. Découvrez dans quelles circonstances, et comment, dans la semaine du 13 Septembre 1987, David Rockefeller et Rothschild, sous la couverture de la "Protection Internationale de l'Environnement", en arrivèrent à constituer la dangereuse "Banque Mondiale de Conservation de l'Energie" qui aura pouvoir de s'accaparer de 33 pour cent de tous les Territoires Nationaux. Sous le prétexte d'éliminer la Dette Nationale des Nations, et avec l'aide des Nations-Unies, et la protection des Forces Militaires Multi-Nationales, cette Banque confisquera ces immenses territoires sous prétexte de les protéger mieux, mais en réalité, elle les saisira en fonction de s'accaparer de ce qui constituera la force économique du XXIe siècles, L'ENERGIE! 90m. $12.00. plus Taxes et $2.50 frais de Poste et manutention.

C-008: QUEBEC, SURVIVANCE OBLIGATOIRE. 90m. Textes créés par Serge Monast, et lus à Radio-Canada les 19 Novembre 1974 et 26 Février 1977, et portant sur le Québec à survivre. $12.00, plus Taxes et $2.50 frais de Poste et manutention.

C-009: LE QUEBEC A-T-IL ENCORE DES VALEURS? 60m. Emission radiophonique du dimanche 19 Septembre 1993, avec Gilles Baril, à CJMS-Montréal, avec ligne ouverte. En tant que Sociologue et Journaliste, Serge livre les sources des conflits familiaux et sociaux au Québec. $12.00, plus Taxes et $3.00 frais de Poste et manutention.

La Presse Libre Nord-Américaine, c.p. 177, Magog, Qué. J1X 3W8.

C-010: J'AI RENCONTRE LE DEMON. 60m. Témoignage d'un Prêtre âgé de 84 ans, Exorciste reconnu par l'Eglise, racontant ses nombreuses expériences vécues. Source de réffences inestimables pour tous ceux cherchant à comprendre la composition exacte du "Monde Occulte". $12.00, plus Taxes et $3.00 frais de Poste et manutention.

C-011: L'EXORCISME TEL QUE JE L'AI VECU. (Cassette VHS-Couleur de 30m.) Semblable au contenu de la cassette audio, mais avec cette différence qu'ici, on voit le vieux Prêtre pratiquer un Exorcisme, pour la première fois devant les caméras. $12.50, plus Taxes et $3.50 Poste et manutention.

AUTRES PUBLICATIONS:

LE DIABOLIQUE SECRET DES OVNIS, 125p. par J.M. Lesage. Enfin, un volume, une Enquête plutôt où nous est dévoilé, pour la première fois, ce qui se cache derrière le phénomène des Ovnis. Jamais auparavant quelqu'un n'avait osé aller aussi loin, même au risque de sa propre sécurité.

Toute l'histoire des OVNIS démontrée, avec preuves, comme étant l'un des aspects les plus funestes de l'instauration du Nouvel Ordre Mondial. Oui ils existent, mais au prix de quoi au juste?
$17.50, plus Taxes et $3.00 Poste et manutention. (Actuellement disponible).

FRANCS-MACONS AU QUEBEC. Liste des tous les Groupes, leurs adresses, les jours et heures de leurs réunions, leurs Dirigeants et leurs Conseils d'Administrations, etc... (Document photocopié, $7.50 (Taxes et frais de Poste inclus).

CIA ET AGENTS SECRETS AU CANADA ET AU QUEBEC. (Document photocopié de 29 pages contenant une liste de 566 Agents avec leurs Missions effectuées dans quelque 98 pays, dont ceux étant actuellement en fonction au Canada et au Québec.) Ce document contient aussi une liste sans précédent de Publications rares permettant d'expliquer la source et les raisons d'être de la majeure partie des conflits en cours sur la planète. $6.50 (Taxes et frais de Poste inclus).

AGENCE INTERNATIONALE DE LA PRESSE LIBRE (Revue spécialisée dans la publication de Numéros spéciaux portant sur des informations non publiées dans les Médias d'Information traditionnels. Les Numéros de la Revue peuvent varier d'un Numéro double ou triple de 30 à 50 pages ou plus.) Les sujets traités vont des Moyens de Surveillance Electronique aux Organismes et Plans cachés des Nations-Unies pour l'imposition d'un Nouvel Ordre Mondial.

L'ABONNEMENT est de $50.00 par année. Ceci comprend l'envoi des Numéros publiés au fur et à mesure de leur publication (sans frais additionnels), de toute information urgente dépendant des situations économiques et/ou politiques en cours, de la publicité constamment renouvelée du Service de Librairie, et d'autres informations selon la demande.

NUMEROS PARUS:

Vol. I, No.I, LE CONTROLE DE L'INFORMATION A L'ECHELLE MONDIALE,	$4.00
Vol. I, No.2, LES CAMPS DE CONCENTRATION EN AMERIQUE DU NORD, 50p.	$12.00
Vol.1, No.3, L'HISTOIRE TRAGIQUE DE LA VACCINATION DEPUIS SES DEBUTS	$12.00
Vol.2, No.1-3, LE NOUVEL ORDRE MONDIAL	$12.50
Vol.2, No.4-7, (Avril-Juillet 94): VACCINS, MEDECINE MILITAIRE & CRISTAUX LIQUIDES...	$15.00

COMMANDES: M. Serge Monast, c.p. 177, Magog, Qué. J1X 3W8.

NOM---

ADRESSE---------------------------------------

VILLE--------------------Prov.----------------C. Postal----------------

TELEPHONE-----------------------TELECOPIEUR-----------------------

AIPL Agence Internationale «Presse Libre Nord-Américaine» [redacted]
The Only International free Press Agency In North America, c.p.359, Mansonville, Qc. J0E 1X0
Canada.

Agence de Presse Internationale.
International Press Agency.

MARCH 1994

FREEDOM LIES ON THE FACT OF MAKING INFORMATION ACCESSIBLE TO EVERYONE

THE AMERICAN CITIZENS & LAWMEN ASSOC. (U.S. LAW ENFORCEMENT PROFESSIONALS ASSOC. AID & ABET POLICE NEWSLETTER) has published a special document called "OPERATION VAMPIRE KILLER 2000". This Unclassified document of 72 pages with maps contains several information against the New World Order. In the first pages of this Special Book, the Assoc. states:"Many of our nation's Internal Protectors know of the well-laid plan which will culminate before the year 2000, to usher the United States along with the rest of the nations of the world, into a "utopian" global community allegedly under the control of a "philanthropic" United Nations...The Police Officers, National Guardsmen and military officers who have contributed to this special publication are aware of a plan to overthrow the Constitutional Republic of these United States of America. $8.50 U.S. each copy, plus $2.00 for Postage and handling.

Right now, actually, since I have in hands all the information to fully complete the series planned, I must hide myself somewhere in Canada in order to avoid any seizure of documents, any arrest or even any attempt against my life. I even had to cancell for an indefinite period of time all public appearances, so my financial budget is getting low and hard to live with.

THE UNITED NATIONS CONCENTRATION CAMPS PROGRAM IN AMERICA, a series of four books that will be published one after another in 1994, each book to be between 125-150 pages with "Official Documents" and "Maps" reprinted.--Is anybody aware of the fact that in Jan.94 the very Official Quebec League of Rights and Liberties have publicly accused me of racism only because I was using some extracts from the Newspaper "The Spotlight", and even published somthing about that?—

The Titles of each Book of the series are: (Add $3.50U.S., Handling & Postage for each Book).

*COUP D'ETAT AND WAR PREPARATIONS IN AMERICA, Book I; $12.50U.S. APR 4 1994

*BIRTH OF A POLICE STATE IN AMERICA, Book II; $12.50 U.S.

*THE CONCENTRATION CAMPS' PROGRAM, Book III; $12.50 U.S

*THE UNITED NATIONS MEDICAL CONSPIRACY AND THE SLAVE LABOR IN AMERICA, Book IV; $12.50 U.S.

Donations are most than welcome to help.

For those interested to obtain each book after each printing, send Postal or Bank money order this way: Mr. Serge Monast, P.O. Box 359, Mansonville, Qué., Canada J0E 1X0.

Thank you, and God Bless you all.

[redacted]

Serge Monast
Canadian Investigative Journalist.

Serge Monast is a former University teacher in Social Work; a Sociologist, a world known Canadian Author with 49 International Prizes in Litterature, and an International Investigative Journalist.

La Nouvelle du Haut St.-François
29 Avril 1980, p. 26

"L'Aube des brasiers nocturnes"

par Jocelyn Boutin

Un autre bouquin vient d'être publié dans la région. Il s'agit cette fois-ci d'un essai, dont le lancement eut lieu récemment dans le Grand hall du Pavillon central de l'Université de Sherbrooke.

Intitulé à "L'Aube des brasiers nocturnes", cet essai, d'une trentaine de pages, résume succintement ce que pense son auteur de l'Amour avec un grand "A": un thème mille et une fois "décortiqué", "analysé", "rapiécé" à toutes les étoffes du pays, mais qui n'en reste pas moins très intéressant sous la plume de Serge Monast, l'auteur en question.

Professeur au Département de service social de l'Université de Sherbrooke, Serge Monast amène le lecteur à se poser une série de questions sur le vrai sens de la vie. Pour s'y faire, il aborde l'amour sous différents angles qui ne peuvent laisser quiconque d'entre nous indifférents. Ainsi, lorsqu'il cite que "donner son corps et sa chaleur, cst aussi une forme d'amour", Serge Monast n'est pas sans savoir que ce don doit correspondre avec des schèmes de valeur établis par les sociétés. Non seulement nos sociétés les ont régis, mais leur ont donné le sens qu'elles voulaient bien leur donner. (ce qui peut être parfois très différent du schème de valeur réel, pris à sa source). Et c'est d'ailleurs ce que l'auteur de "L'Aube des brasiers nocturnes" essaie de nous communiquer. Entre autres, lorsqu'il cite que: "...en ce sens, la société déforme l'amour en lui fabricant une apparence méprisable: la pornographie; l'homosexualité et le lesbianisme; la prolifération des sex-shop; la tolérance du viol - pour mieux nous en rendre compte, il n'y a qu'à passer en revue, et les sentences appliquées à ceux qui commettent le viol, et la façon que sont perçues les femmes qui se font violer; la place et le sort réservé (s) aux poètes, aux musiciens, aux peintres, aux comédiens, aux artistes en général qui sont souvent considérés comme étant des êtres efféminés et détraqués; les jeunes garçons délicats et sensibles qui sont vus, dans leur famille, à l'école et au travail, comme étant des hommes manqués et impuissants; et enfin, la place réservée à celles qui, dans nos traditions, sont supposés représenter l'Amour, c'est-à-dire les femmes: elles sont, pour moi, à travers le mépris et la haine qui leur sont portés tout au long de leur vie, le signe le plus évident, d'une société malade et inhumaine, dénuée du respect humain le plus élémentaire".

Face à tout ça, Serge Monast se demande sérieusement "quels sont les intérêts recherchés par nos sociétés, en l'occurence ici, la société québécoise?".

Voyant le poète comme n'importe lequel autre créateur, autant comme le cultivateur que l'homme de science ou de religion, Serge Monast tente d'aller le plus loin possible vers le sens original de l'existence humaine et de la vie tout court. Il refuse également le conformisme: "celui qui veut que quelqu'un soit n'importe qui, ce que l'on lui suggère d'être, ou ce que l'on lui dit d'être", note-t-il dans l'introduction de cette essaie publié aux Editions de l'aube.

Enfin, et comme le citait dernièrement Jean-Pierre Bertrand: "L'Aube des brasiers nocturnes" représente un véritable testament humain où l'auteur atteint l'intime de l'homme vu sous trois angles différents: celui de l'engagement humain à travers lequel l'auteur traite de sa situation de poète et d'écrivain dans le monde actuel, celui de l'engagement spirituel où Monast tente de reprendre à sa charge l'héritage chrétien reçu dès sa naissance et, finalement, celui de l'engagement social où l'écrivain (poète, romancier, essayiste et nouvelliste) prend position pour l'amour faute de ne pouvoir trouver dans la politique une réponse satisfaisant les espoirs timides de tout un peuple".

En somme, il s'agit d'une plaquette qui mérite d'être lue et relue; une plaquette susceptible de rallumer des cendres ou d'aider à continuer sa recherche de Vérité (avec un grand "V").

L'AGENCE INTERNATIONALE DE LA PRESSE LIBRE

INTERNATIONAL FREE PRESS AGENCY AND NETWORK

Réseau International d'Information Libre axé sur le Journalisme d'Enquête Politique, Economique, Social, Médical et Militaire.

International Free Press Agency and Network investigating into the Politic, the Economic, the Social, the Medical and the Military.

Seule Agence Internationale de Presse Libre Francophone faisant le pont pour l'information en provenance de l'Europe, de l'Amérique, de l'Océanie, de l'Asie et de l'Afrique.

The only International Agency of "French Free Press" in America which links up with all the top information coming out from Europe, all North America territory, Australia, Asia and Africa.

L'Agence se charge de traiter l'information habituellement non publiée par les Médias traditionnels, et d'en faire la traduction anglaise pour les Etats-Unis et l'Australie, et française pour le Québec et la France, entre autres.

In fact, the Network analyses, verifies and translates all top information usually not published by traditional Medias in order to make it accessible in english for all North America territory and Australia, and in french for Europe and Africa.

Première Agence Internationale à publier, pour la première fois en français, des Rapports d'Enquête Journalistiques dont 95 pour cent ne sont habituellement pas accessibles aux populations.

The only International Free Press Agency which publishs the 95 percent of all information usually unpublished by the official Press for political matters.

L'Agence Internationale a des contacts journalistiques permanents avec des Agences de Presse étrangères et des Journalistes de différents pays; ce qui permet une circulation rapide de toute information pertinente à l'intérieur d'une période de 72 heures à partir du moment où une nouvelle d'importance est obtenue.

Notre but premier est la libre circulation de l'information, surtout celle concernant les différents mécanismes établis en fonction de l'instauration d'un Nouvel Ordre Mondial prévu, par les Nations-Unies, pour l'été de 1999.

En tant que Journaliste d'Enquêtes, nous fonctionnons, à l'Agence, uniquement à partir de documents officiels et autres, recueillis dans différents pays avec l'aide d'autres journalistes. Ainsi nos Rapports et nos conclusions de recherches ne sont jamais basées sur des théories ou autres choses du genre. Nos méthodes d'investigation et de vérification de l'information obtenue sont rigoureusement scientifiques, et nos découvertes sont toujours vérifiées auprès de plusieurs sources avant toute publication.

Avec ces informations, nous espérons vous compter parmi nos nombreux lecteurs et collaborateurs du monde entier.

Bien à vous, et au plaisir de vous lire,/Truly yours.

Agence Internationale de Presse Libre
International Free Press Agency
c.p. 177, MAGOG, Qc. J1X 3W8 - Canada.

Membre: Association Canadienne des Journalistes;
Comité Canadien pour la Défense des Droits des Journalistes.

Member: Canadian Association of Journalists.
Canadian Committee to Protect Journalists.

International Free Press Agency And Network

Editor's note: The fax on the following page was received recently at the CONTACT *office. We at* CONTACT *are concerned about the safety of our Canadian friend Serge Monast. Sèrge is a writer, journalist, publisher, "searcher", and prizewinner of forty-nine International literature awards. (The only Canadian and Quebec Author throughout history to have obtained so many recognitions; he is considered one of the most important authors in North America). Translated from his own description in the French, here is what the International Free Press Agency and Network is about:*

- **International Free Press Agency and Network investigates into the Politic, the Economic, the Social, the Medical and the Military.**
- **The only International Agency of "French Free Press in America which links up with all the top information coming out from Europe, all North America territory, Australia, Asia and Africa.**
- **In fact, the Network analyses, verifies and translates all top information usually not published by traditional Medias in order to make it accessible in english for all North America territory and Australia, and in french for Europe and Africa.**
- **The only International Free Press Agency which publishes the 95 percent of all information usually unpublished by the official Press for political matters.**

IFPA&N is a member of: Canadian Assoc. of Journalists, Canadian Committee to Protect Journalists.

FEBRUARY 8, 1994

CONTACT: THE PHOENIX PROJECT

CONTACT: THE PHOENIX PROJECT
is published by
CONTACT, Inc.
Post Office Box 27800
Las Vegas, Nevada 89126

Réginald Hamel • John Hare • Paul Wyczynski
professeur à l'Université de Montréal
professeur à l'Université d'Ottawa
titulaire de recherche à l'Université d'Ottawa

Dictionnaire pratique des auteurs québécois

fides 235 est, boulevard Dorches

MONAST, Serge (1945-). Romancier et poète, né à Saint-Jean. Après ses études secondaires à l'École Saint-Martin-Laval, il entre dans l'aviation canadienne à Saint-Jean d'Iberville. De retour aux études, il fréquente le Collège Sainte-Marie, le CEGEP du Vieux Montréal où il obtient, en 197.., son Diplôme d'études collégiales. Il étudie ensuite la géologie à l'École Polytechnique, tout en s'intéressant aux lettres françaises. Entre temps, il collabore, en tant que journaliste, au *Los Angeles Free Press*, au *Courrier de Laval*, à *Point de mire*. En 1973, il fonde un Groupe de recherche sur la famille québécoise. Avec Colette Carisse, il poursuit des recherches sociologiques en ce domaine de 1960 à 1970 tout en enseignant la littérature anglaise à la Commission scolaire

régionale de l'Île-Jésus, et à la C.E.C.M. Ses premiers écrits remontent à 1965, au roman, "La Colère des damnés", (non publié) et au *Testament contre hier et demain* (recueil de poésie) publié en 1973. Les éditions Nouvelle Optique lançaient récemment, au Salon des métiers d'art du Québec, son roman *Jean Hébert*.

OEUVRES

Testament contre hier et demain (poésie) Montreal, chez l'auteur, 1973 [s.p.]

Jean Hebert (roman), Montreal, Nouvelle Optique, 1974, 190 p.

"Jos Violon", essai d'investigation littéraire sur le comportement du Québécois (essai), Montréal, Éd. Privée, 1975, 43 p.

Catalogue

- ☐ *Mes inventions : l'autobiographie*, Nikola Tesla.
- ☐ *Mais où est donc passé le Moyen Âge ? ; Le récentisme*, François de Sarre.
- ☐ *La bipédie initiale*, François de Sarre.
- ☐ *Nki, l'ultime frontière*, Michel Ballot.
- ☐ *L'histoire secrète de l'espèce humaine*, Michael Cremo, Richard Thompson & François de Sarre (préface).
- ☐ *Le mystère des cathédrales*, Fulcanelli.
- ☐ *Les demeures philosophales*, Fulcanelli.
- ☐ *Histoire des anges*, Joseph Turmel.
- ☐ *Trente-deux ans à travers l'Islam* (tomes 1 & 2), Léon Roches.
- ☐ *Le Voynich ; Fac-similé du manuscrit.*
- ☐ *1984*, George Orwell.
- ☐ *La ferme des animaux*, George Orwell.
- ☐ *Note sur la suppression générale des partis politiques*, Simone Weil.
- ☐ *L'enracinement*, Simone Weil.
- ☐ *L'art d'avoir toujours raison*, Arthur Schopenhauer.
- ☐ *Discours de la servitude volontaire*, Étienne de La Boétie.
- ☐ *Le livre vert*, Mouammar Kadhafi (poche & grand format).
- ☐ *La symphonie rouge* (Radiographie de la révolution), Josef Landowsky, Henry Makow (introduction).
- ☐ *La femme et l'enfant dans la franc-maçonnerie universelle*, Abel Clarin de la Rive.
- ☐ *Des pions sur l'échiquier*, William Guy Carr.
- ☐ *Brouillard rouge sur l'Amérique*, William Guy Carr.
- ☐ *La Conspiration visant à détruire toutes les religions et tous les gouvernements existants*, William Guy Carr.

- *Satan, Prince de ce monde*, William Guy Carr.
- *Le corps mystique de l'Antéchrist*, René Bergeron & Serge Monast (préface).
- *Le gouvernement mondial de l'Antéchrist*, Serge Monast.
- *Il est minuit mois quinze secondes à Ottawa*, Serge Monast.
- *Vaccins, Médecine militaire expérimentale & Cristaux liquides*, Serge Monast.
- *Le complot dévoilé ; plan du chaos et du marquage de l'humanité*, Serge Monast.
- *Projet Blue Beam*, Serge Monast.
- *Projet Rex-84*, Serge Monast.
- *Le complot des Nations Unies contre la chrétienté*, Serge Monast.
- *Les protocoles de Toronto ; 666, année zéro*, Serge Monast.
- *L'intégrale*, Serge Monast.
- *Les sociétés secrètes et leur pouvoir au 20e siècle*, Jan van Helsing.
- *Livre jaune n°5*, Jan van Helsing.
- *Livre jaune n°6*, collectif.
- *Livre jaune n°8*, Fritz Springmeier.
- *Livre jaune n°9*, Fritz Springmeier.
- *Jacob Frank et le mouvement frankiste 1726-1816* (tomes 1 & 2), Alexander Kraushar.
- *Le pouvoir secret Américain ; l'ordre de Skull & Bones*, Antony C. Sutton.
- *La Trilatérale règne sur l'Amérique*, Antony C. Sutton.
- *La Trilogie Wall Street,* Antony C. Sutton.
- *La fusion froide, le secret de la révolution énergétique*, Antony C. Sutton.
- *Personne n'ose appeler ça une conspiration*, Gary Allen.
- *Le dossier Rockefeller*, Gary Allen.
- *Les soutiens financiers secrets d'Hitler*, Sidney Warburg.
- *Viol de la conscience par les messages subliminaux ; Le Rock n' Roll*, de Jean-Paul Régimbal.

- *Les sociétés secrètes et leurs crimes ; depuis les initiés d'Isis jusqu'aux Francs-Maçons modernes*, Louis Dasté.
- *La Franc-Maçonnerie et la Révolution française*, Maurice Talmeyr.
- *Les sociétés secrètes et la société ou philosophie de l'histoire contemporaine* (tomes 1, 2 & 3), Nicolas Deschamps.
- *Mon combat* (tomes 1 & 2), Adolf Hitler.
- *Le juif international*, Henry Ford.
- *La Genèse du XIXe siècle* (tomes 1 & 2), Houston S. Chamberlain.
- *La controverse de Sion*, Douglas Reed.
- *Doctrine des sociétés secrètes*, Henri Delaage.
- *La Franc-Maçonnerie, synagogue de Satan*, Mgr Léon Meurin.
- *Les deux babylones*, Alexander Hislop.
- *Le sanctuaire inconnu*, Aimé Pallière.
- *Israël et l'humanité ; étude sur le problème de la religion universelle et sa solution*, Elie Benamozegh.
- *La conjuration antichrétienne* (tomes 1, 2 & 3), Mgr Henri Delassus.
- *Du frankisme au jacobinisme*, Gershom Scholem.
- *Le matin des magiciens*, Louis Pauwels, Jacques Bergier.
- *Le Réseau socialiste*, Nesta H. Webster.
- *Porte de la Bête ; Prosodie des dernières luttes*, Lotfi Hajiat.
- *L'intégrale* (œuvres anthumes et posthumes, articles et correspondances), René Guénon.
- *La Gnose ; la revue intégrale (1909-1912) ; Fac-similé*, René Guénon & collectif.
- *Les lignées Illuminati*, Fritz Springmeier.
- *Les plans occultes du Nouvel Ordre Mondial*, Fritz Springmeier.
- *Guide illustré sur le programme de contrôle mental Monarch*, Cisco Wheeler, Fritz Springmeier.
- *La formule Illuminati*, Fritz Springmeier, Cisco Wheeler.
- *Contrôle mental sur les États-Unis*, Steven Jacobson, Antony C. Sutton (introduction).
- *Demeurer en France ou émigrer en Hongrie*, Martin de Larroque.

Autres langues :

- *The Green Book*, Muammar Gaddafi (Mouammar Kadhafi).
- *Hitler's Secret Backers*, Sidney Warburg.
- *My Inventions ; Nikola Tesla's Autobiography (1856- 1943).*
- *Die ursprüngliche Zweifüssigkeit ; Essay über den Menschen von gestern und von heute*, François de Sarre.

ETHOS

Éditions Ethos ®
www.editionsethos.com
contact@editionsethos.com